《伤寒论》白话解

王付 编著

河南科学技术出版社

· 郑州 ·

内容提要

本书由全国著名经方大师王付教授撰写，书中对《伤寒论》原文进行了白话解读，对条文中的部分难懂字词进行了注释。书中白话解读通俗易懂，一目了然；注释开拓思路，释疑解惑。书中白话解读、注释，相互借鉴、相互为用，有助于学习《伤寒论》理论指导临床。全书内容翔实，通俗易懂，深入浅出，切合临床，便于学习，具有化难为易、承前启后的特点，是医学院校学生及临床医生全面深入学习《伤寒论》并应用其理论指导临床的重要参考书。

图书在版编目（CIP）数据

《伤寒论》白话解/王付编著.—郑州：河南科学技术出版社，2021.10
ISBN 978-7-5725-0464-8

Ⅰ.①伤… Ⅱ.①王… Ⅲ.①《伤寒论》–译文 Ⅳ.① R222.22

中国版本图书馆 CIP 数据核字（2021）第 130568 号

出版发行：河南科学技术出版社
　　地址：郑州市郑东新区祥盛街 27 号　　邮编：450016
　　电话：（0371）65788613　65788629
　　网址：www.hnstp.cn
责任编辑：邓　为
责任校对：董静云
封面设计：中文天地
责任印制：朱　飞
印　　刷：河南省环发印务有限公司
经　　销：全国新华书店
开　　本：850mm×1168mm　1/32　印张：12.5　　字数：225 千字
版　　次：2021 年 10 月第 1 版　　2021 年 10 月第 1 次印刷
定　　价：49.00 元

如发现印、装质量问题，影响阅读，请与出版社联系并调换。

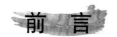

前　言

　　《伤寒杂病论》成书之后，因战乱等多种原因未能完整地被保存下来，至晋代王叔和等人将本来完整的《伤寒杂病论》理论和临床体系分为《伤寒论》和《金匮要略》两部分。提高理论研究水平和临床诊治能力，若仅仅学《伤寒论》则有很大的局限性和片面性，若仅仅学《金匮要略》同样有很大的局限性和片面性，亦即"不识庐山真面目，只缘身在此山中"。只有将《伤寒论》和《金匮要略》融为一体深入学习和研究，才能达到运用《伤寒杂病论》理论指导临床并达到"会当凌绝顶，一览众山小"的目的。

　　学《伤寒论》必学《金匮要略》，学《金匮要略》必学《伤寒论》，编写《〈伤寒论〉白话解》和《〈金匮要略〉白话解》虽然各自成书，但还必须相互结合学习、研究、总结，以此才能构建完整的《伤寒杂病论》理论体系并指导临床治病。

　　非读《伤寒杂病论》，理论水平不能"欲穷千里目"；非用《伤寒杂病论》，临床水平不能"会当凌绝顶"；只有品读《伤寒杂病论》，理论水平才能"更上一层楼"；只有熟用《伤寒杂病论》，临床水平才能"一览众山小"。

　　《伤寒论》文辞简略，寓意深奥，字里行间，哲理渊博，理法方药，错综立论，乃非浅闻寡见所能及。从白话解读、注释中深入学习研究《伤寒论》，可对《伤寒论》胸有成竹，并能更好地运用《伤寒论》指导临床，辨治各科常见病、多发病、疑难病及疫病等。

　　《伤寒论》白话解读旨在通俗易懂，一目了然，如研究"太阳中风，阳浮而阴弱，阳浮者，热自发，阴弱者，汗自出，啬啬恶寒，淅淅恶风，翕翕发热，鼻鸣，干呕者，桂枝汤主之"。白话解读为：太阳中风证的病变证机是卫阳抗邪于外而营阴虚于内，脉象特点是浮而弱，卫阳抗邪于外则发热，营阴因汗出而虚弱，有的人怕冷比较重，有的人怕冷比较轻，身体发热比较温和，鼻塞不通，干呕，其治可选用桂枝汤。

注释旨在开拓思路，释疑解惑，如"太阳之为病，脉浮，头项强痛而恶寒"。其中设以下注释。①太阳之为病：太阳，肌表营卫筋脉骨节，头为太阳之所会；为，患病；病，病证表现。②脉浮：太阳病多见脉浮，但脉浮未必尽主太阳病，辨脉浮既可见于外感太阳病又可见于内伤太阳病。③头项强痛：强，僵硬；强痛，僵硬疼痛，亦即头痛项僵，既可见于外感太阳病又可见于内伤太阳病。④恶寒：恶寒，即怕冷，恶寒虽是太阳病的主要症状，但未必尽是太阳病，既可见于外感太阳病又可见于内伤太阳病。

笔者历经数十年，潜心研读《伤寒论》原文要旨，系统剖析原文精神，全面权衡原文旨意，细心钻研原文难点，始有所得。编写此书，以白话解读传道授业，以注释释疑解惑，撰写虽尽最大努力，但仍可能存在不足之处，恳请读者提出宝贵意见，以便今后修订与提高。

王　付

2020 年 7 月

张仲景序

论曰：余每览越人入虢之诊，望齐侯之色，未尝不慨然叹其才秀也。怪当今居世之士，曾不留神医药，精究方术，上以疗君亲之疾，下以救贫贱之厄，中以保身长全，以养其生。但竞逐荣势，企踵权豪，孜孜汲汲，惟名利是务；崇饰其末，忽弃其本，华其外而悴其内。皮之不存，毛将安附焉？卒然逢邪风之气，婴非常之疾，患及祸至，而方震栗；降志屈节，钦望巫祝，告穷归天，束手受败。赍百年之寿命，持至贵之重器，委付凡医，恣其所措。咄嗟呜呼！厥身已毙，神明消灭，变为异物，幽潜重泉，徒为啼泣。痛夫！举世昏迷，莫能觉悟，不惜其命。若是轻生，彼何荣势之云哉？而进不能爱人知人，退不能爱身知己，遇灾值祸，身居厄地；蒙蒙昧昧，蠢若游魂。哀乎！趋世之士，驰竞浮华，不固根本，忘躯徇物，危若冰谷，至于是也。

余宗族素多，向余二百，建安纪年以来，犹未十稔，其死亡者，三分有二，伤寒十居其七。感往昔之沦丧，伤横夭之莫救。乃勤求古训，博采众方，撰用《素问》《九卷》《八十一难》

《阴阳大论》《胎胪药录》，并平脉辨证，为《伤寒杂病论》合十六卷。虽未能尽愈诸病，庶可以见病知源。若能寻余所集，思过半矣。

夫天布五行，以运万类；人禀五常，以有五脏，经络府俞，阴阳会通，玄冥幽微，变化难极，自非才高识妙，岂能探其理致哉！上古有神农、黄帝、岐伯、伯高、雷公、少俞、少师、仲文，中世有长桑、扁鹊，汉有公乘阳庆及仓公。下此以往，未之闻也。观今之医，不念思求经旨，以演其所知，各承家技，终始顺旧。省疾问病，务在口给，相对斯须，便处汤药。按寸不及尺，握手不及足；人迎、趺阳，三部不参；动数发息，不满五十。短期未知决诊，九候曾无仿佛；明堂阙庭，尽不见察，所谓窥管而已。夫欲视死别生，实为难矣。

孔子云：生而知之者上，学则亚之，多闻博识，知之次也。余宿尚方术，请事斯语。

目　录

第一章
辨太阳病脉证并治

【原文】 太阳之为病，脉浮，头项强痛而恶寒。（1）

【语译】 太阳病的基本症状表现有脉浮、头痛、项僵、恶寒。

【注释】

太阳之为病：太阳，肌表营卫筋脉骨节，头为太阳之所会；为，患病；病，病证表现。

脉浮：太阳病多见脉浮，但脉浮未必尽主太阳病，辨脉浮既可见于外感太阳病又可见于内伤太阳病。

头项强痛：强，僵硬；强痛，僵硬疼痛，亦即头痛项僵，既可见于外感太阳病又可见于内伤太阳病。

恶寒：恶寒，即怕冷，恶寒虽是太阳病的主要症状，但未必尽是太阳病，既可见于外感太阳病又可见于内伤太阳病。

【原文】 太阳病，发热，汗出，恶风，脉缓者，名为中风。（2）

【语译】 太阳病的表现是发热、汗出、怕风、脉缓，对于这样的太阳病通常称为太阳中风证。

【注释】

太阳病：太阳病的基本证型有12个，辨太阳病必须辨清其具体病变证型。

发热：正气与邪气相互斗争，即营卫之气奋起抗邪，与邪气相斗争。

汗出：汗出是因为卫气抗邪而不及固护营阴，营阴不得卫气固护而外泄。

恶风：即怕冷比较轻，是因为卫气积力抗邪而不及固护肌表。

脉缓：缓，从容和缓之"缓"，即脉象没有出现异常变化。如迟缓、浮缓。

名为中风：名，名称；为，叫作。

【原文】 太阳病，或已发热，或未发热，必恶寒，体痛，呕逆，脉阴阳俱紧者，名为伤寒。（3）

【语译】 太阳病的病证表现，可能有发热，也可能没有发热，但必定有怕冷、身体疼痛、呕吐、呃逆、寸关尺三部脉俱紧，这样的病证表现叫作太阳伤寒证。

【注释】

太阳病：根据太阳病证表现辨为太阳伤寒证。

或已发热：或，可能；发热，是太阳伤寒证可有的症状表现。

或未发热：未，没有；太阳病未必都有发热。

必恶寒：必，必定，必有，太阳病的恶寒症状较发热常见。

体痛：包括肌肉痛、筋脉痛、骨节痛等。

呕逆：营卫受邪而引起的胃气上逆。

脉阴阳俱紧者：阴阳，寸关尺三部脉。

【原文】 伤寒一日，太阳受之，脉若静者，为不传；颇欲吐，若躁烦，脉数急者，为传也。（4）

【语译】 初感外邪，侵犯太阳，若脉象平静如常，太阳虽受邪但不发病；病人频频出现欲呕吐，假如又有身躁心烦，脉急数，则为受邪发病。

【注释】

伤寒一日：伤寒，感受外邪；一日，约略之辞，指初感外邪。

太阳受之：外邪侵犯太阳。

脉若静者：静，平静如常。

为不传：传，发病。

颇欲吐：颇，频频；欲吐，病变证机是胃气上逆。

若躁烦：若，假如又有；躁烦，身躁心烦，病变证机是邪气侵扰于心。

脉数急：数急，脉急数不稳。

为传也：传，受邪发病，或疾病发生变化。

【原文】 伤寒二三日，阳明少阳证不见者，为不传也。
（5）

【语译】 感受外邪二三日，既没有阳明病的症状表现，
又没有少阳病的症状表现，症状表现仅仅在太阳，这说明疾
病未发生其他变化。

【注释】

伤寒二三日：伤寒，感受外邪；二三日，约略之辞。

阳明少阳证不见者：见，出现。没有出现阳明少阳的症
状表现。

为不传也：不传，疾病未发生其他变化。

【原文】 太阳病，发热而渴，不恶寒者，为温病。若
发汗已，身灼热者，名风温。风温为病，脉阴阳俱浮，自汗
出，身重，多眠睡，鼻息必鼾，语言难出。若被下者，小便
不利，直视失溲；若被火者，微发黄色，剧则如惊痫，时瘛
疭；若火熏之，一逆尚引日，再逆促命期。（6）

【语译】 太阳病的表现有发热、口渴、轻微恶寒，这样
的病证叫作太阳温病证。太阳温病证因类似风寒性质太阳病

而用辛温方药发汗治疗，药后身体发热如烧灼一样，这是因治而发生的风温证即阳明热盛证。阳明热盛证的表现，寸关尺三部脉俱浮，自汗出，身体沉重，嗜睡，鼻息声粗大，言语不流利。因阳明热盛证有类似阳明热结证，若用下法，可导致阳明热证夹杂少阴病变演变为少阴热证，小便不利，两目直视，大便失禁；因少阴热证与少阴寒证有诸多类似，若用火法，可导致阳明热证或少阴热证夹杂厥阴病变演变为厥阴热证，轻者身体发黄，重者惊厥、惊痫，手足抽搐；若治疗热证再次用火法熏蒸，一次误治病情尚能延续数日，多次误治必定加剧病情，导致病情危重、阴竭阳亡。

【注释】

太阳病：太阳温病证的基本脉证。

不恶寒：不，不是没有，而是轻微；不恶寒，即轻微怕冷。

为温病：为，叫作；温病，太阳温病证。

若发汗已：若，假如太阳温病证类似风寒性质太阳病；发汗，使用辛温药发汗；已，治疗之后。

身灼热：身体发热似烧灼一样，形容发热比较明显。

名风温：名，叫作。风温，风者，善变也；温者，次于热也。风温即复杂多变的热证，根据风温的病证表现称为阳明热盛证。

脉阴阳俱浮：阴阳，寸关尺三部，即寸关尺三部脉俱浮。

身重：病变证机是热壅气机，阻滞经脉，应与湿热身体沉重相鉴别。

多眠睡：眠睡，嗜睡，或嗜卧，病变证机是热扰伤气，应与虚证相鉴别。

鼻息必鼾：鼾，熟睡时发出的鼻息声，引申为鼻呼吸音粗大，病变证机是邪热内盛，壅滞气机。

语言难出：难出，语言不利，病变证机是郁热肆虐心窍。

若被下者：阳明热盛证有类似阳明热结证，应与之相鉴别。

直视：直，没有弯曲，引申为不灵活，即眼睛转动不灵活，病变证机是热灼肾精，目失所养。

失溲：溲，小便，有时也指大便，此为大便；病变证机是热伤心神，神失所主。

若被火者：少阴热证有类似少阴寒证，应与之相鉴别。

微发黄色：微，病情较轻，病变证机是毒热浸淫，黄色外溢。

剧则如惊痫：剧，病重；惊，病位在心；痫，病在肝，病变证机是热伤心神肝筋。

若火熏之：少阴热证与厥阴肝热证的症状表现有类似寒证，应与之相鉴别。

一逆尚引日：一，少；逆，错误；尚，尚能；引日，延续。亦即一次错误治疗，病情尚能延续数日。

再逆促命期：再，多次；促，加剧；命期，寿命期限。

【原文】 病有发热恶寒者，发于阳也；无热恶寒者，发于阴也。发于阳，七日愈；发于阴，六日愈。以阳数七，阴数六故也。（7）

【语译】 病有发热恶寒者，症状表现多属于阳；无热恶寒者，症状表现多属于阴。疾病演变属于阳者，在七日左右为向愈日期；疾病演变属于阴者，在六日左右为向愈日期。病变属于阳者，病变证机是正邪斗争，向愈日期多在七日左右；病变属于阴者，病变证机是正气虚弱，向愈日期多在六日左右。

【注释】

发于阳：病变证机不一定都是阳热证，发于阳具有相对性与不确定性。

发于阴：病变证机不一定都是阴寒证，发于阴具有相对性与不确定性。

七日愈：病变属于阳者，正邪相互斗争，正气抗邪，邪气胶结，故病愈日期相对较长，但在临床治病中判断疾病转归必须因人而异。

六日愈：病变属于阴者，病变证机以虚为主，正气一旦恢复，病即向愈，故病愈日期相对较短，但在临床治病中判断疾病转归必须因人而异。

以阳数七，阴数六故也：古以一、二、三、四、五为五行的生数；以六、七、八、九、十为五行的成数。天一生水，地六成之，地二生火，天七成之，故以六为水之足数，水者，阴也，故阴数六；七为火之足数，火者，阳也，故阳数七。《注解伤寒论·辨太阳病脉证并治法》："阳法火，阴法水，火成数七，水成数六，阳病七日愈者，火数足也；阴病六日愈者，水数足也。"《伤寒内科论·辨太阳病脉证并治》："上文言'七日愈'，'阳数七'，下文言'六日愈'，'阴数六'。揆度上下文皆有六七之义，即病发于阳，六七日愈，阳数六七；病发于阴，六七日愈，阴数六七。这种修辞手法还可见于286条……仲景在大量的临床实践中认识到无论外感疾病，还是内伤杂病，其病程大都以六七日为愈……这是仲景辨治预测疾病的独到之处，也是当今中医任何学科所阙如的，更是得到现代科学（机体于六七日免疫机制反映的结果）所证实。……预断疾病用六，复用七，皆是讲究文采和波澜，以增加文辞的表达效果，也是医文并茂的具体体现。"另外，在临床研究中发现，太阳中风证（发于阳）平均病愈日期较太阳伤寒证（发于阴）稍多一二日，太阳中风证即表虚证，太阳伤寒证即表实证，其虚证、实证在抗邪祛邪方面与正气强弱有一定的内在关系，关系到病愈日期。张仲景辨"阳数七""阴数六"理论具有相对性和变化性，对此切不可机械地理解与运用。

【原文】 太阳病，头痛至七日以上自愈者，以行其经尽故也；若欲作再经者，针足阳明，使经不传则愈。（8）

【语译】 太阳病的表现，头痛等症状可于七日以上不治而自愈，这是太阳病在演变过程中正气渐渐恢复，邪气渐渐消退的缘故；假如太阳病未解而欲进入太阳病的第二周期或传入阳明，可选择针刺足阳明经经穴，以增强阳明正气化生，使太阳病邪无可传之机，则病可向愈。

【注释】

太阳病：太阳病的基本证型有12个。

头痛至七日以上自愈者：头痛，代表太阳病的常见基本症状表现，症状表现并不能局限于头痛，仅仅是例举而言；七日，太阳病在其演变过程中以七日为一个周期；自愈，太阳病可未经治疗而自愈。

以行其经尽故也：行，演变过程；经，太阳病；尽，邪气消退。

若欲作再经者：欲，将要；再经，太阳病演变的第二周期，或太阳病传入阳明。

针足阳明：阳明为多气多血之府，针足阳明经经穴，可提高机体抗病能力。

使经不传则愈：经，邪气，病邪；传，转变，变化。

【原文】 太阳病欲解时，从巳至未上。（9）

【语译】 太阳病趋于缓解或痊愈的时间，大多在巳时（上午9点）到未时（下午3点）之间。

【注释】

太阳病欲解时：太阳病，其基本证型有12个；欲，将要，趋势；解，病证缓解或痊愈；时，太阳正气主时。

从巳至未上：上，之内。从巳时（上午9点）到未时（下午3点）之间，为太阳所主之时。

【原文】 风家，表解而不了了者，十二日愈。（10）

【语译】 太阳病病情比较重或身体比较弱者，病变证机即使得解，但症状表现未必完全消除，仍有身体不舒服，在多数情况下病情于十二天左右可能完全康复。

【注释】

风家：风，太阳病；家，病情比较重，或身体比较弱。

表解而不了了者：表解，表证病变证机解除；了了，身体舒服；不了了，身体仍有不舒服。

十二日愈：十二日，约略之辞，并非仅局限于十二日。

【原文】 病人身大热，反欲得衣者，热在皮肤，寒在骨髓也；身大寒，反不欲近衣者，寒在皮肤，热在骨髓也。（11）

【语译】 病人身体自觉大热，且想加衣盖被，这是热在肌表，寒在脏腑；身体虽然寒冷，但总想减衣去被，这是寒在肌表，热在脏腑。

【注释】

身大热：大，比较明显。病人自觉身体发热比较明显，但体温不高，仅为自觉发热。

反欲得衣者：反，而且；欲，想要；得衣，加衣盖被。

热在皮肤：热，症状表现是发热；皮肤，病变部位在肌肤营卫。

寒在骨髓：寒，病变证机是寒；骨髓，脏腑。即寒冷病变部位在脏腑。

身大寒：恶寒症状比较明显。

寒在皮肤：寒，症状表现是怕冷，即怕冷出现在肌表皮肤。

热在骨髓也：热，病变证机是热；骨髓，指脏腑。

【原文】 太阳中风，阳浮而阴弱，阳浮者，热自发；阴弱者，汗自出。啬啬恶寒，淅淅恶风，翕翕发热，鼻鸣，干呕者，桂枝汤主之。（12）

【语译】 太阳中风证的病变证机是卫阳抗邪于外而营阴虚于内，脉象特点是浮而弱，卫阳抗邪于外则发热，营阴因汗出而虚弱。有人怕冷比较重，有人怕冷比较轻，身体发热比较温和，鼻塞不通，干呕，其治可选用桂枝汤。

【注释】

太阳中风：太阳病的基本证型之一，即太阳中风证；太阳中风证既有外感病之太阳中风证又有内伤病太阳中风证。

阳浮而阴弱：阳，卫阳，或言寸脉；浮，抗邪于外，或寸脉浮；阴，营气，或言尺脉；弱，营阴因汗出而弱，或尺脉弱。

啬啬恶寒：怕冷比较重。

淅淅恶风：怕冷比较轻。

翕翕发热：温和发热。

鼻鸣：鼻塞不通。

干呕：营卫不和，影响于胃，致胃气上逆。

【方药】 桂枝汤

桂枝去皮，三两（9g） 芍药三两（9g） 甘草炙，二两（6g）
生姜切，三两（9g） 大枣擘，十二枚

上五味，哎咀三味，以水七升，微火煮取三升，去滓。适寒温，服一升。服已须臾，啜热稀粥一升余，以助药力。温覆令一时许，遍身漐漐微似有汗者益佳，不可令如水流漓，病必不除。若一服汗出病差，停后服，不必尽剂。若不汗，更服依前法。又不汗，后服小促其间，半日许，令三服尽。若病重者，一日一夜服，周时观之。服一剂尽，病证犹在者，更作服。若汗不出，乃服至二三剂。禁生冷、黏滑、肉面、五辛、酒酪、臭恶等物。

【药解】 方中桂枝解肌以治卫强。芍药益营以治营弱。生姜助桂枝以解表散寒。大枣助芍药以和营益卫。甘草益气，助桂枝以补卫，助芍药以补营。方药配伍特点是：发汗之中有敛汗，敛汗之中有补血，补血之中有益气，相互为用，以奏其效。

【药理】 具有增强免疫功能，调节中枢神经和周围神经，调节汗腺分泌，解除支气管平滑肌痉挛，调节支气管腺体分泌，强心，调节心律，抗心脑缺氧，抗心肌缺血，调节水、电解质代谢，调节水、钠、钾代谢，消炎，抗菌，抗过敏，抗病毒，抗肿瘤等作用。

【原文】 太阳病，头痛，发热，汗出，恶风，桂枝汤主之。（13）

【语译】 太阳中风证的表现有头痛、发热、汗出、怕风，其治可选用桂枝汤。

【注释】

太阳病：辨太阳病为太阳中风证，辨识太阳中风证的基本脉证。

头痛：邪气肆虐于头，既可见于外感太阳中风证，又可见于内伤太阳中风证。

发热：邪气肆虐于肌表，既可见于外感太阳中风证，又可见于内伤太阳中风证。

汗出：正邪斗争，卫不固营，既可见于外感太阳中风证，又可见于内伤太阳中风证。

【原文】 太阳病，项背强几几，反汗出，恶风者，桂枝加葛根汤主之。（14）

【语译】 太阳柔痉证的表现有项背僵硬，活动受限，伴有汗出、怕风，其治可选用桂枝加葛根汤。

【注释】

太阳病：辨太阳病为太阳柔痉证。

项背强几几：强，僵硬；几几，拘急；项背僵硬拘急，活动受限。

反汗出：风寒主凝滞，病证表现本不应有汗出且汗出，谓之反而；之所以汗出，是因为太阳柔痉证的病变证机以虚为主。

【方药】 桂枝加葛根汤

葛根四两（12g） 桂枝去皮，二两（6g） 芍药三两（9g）
生姜切，三两（9g） 甘草炙，二两（6g） 大枣十二枚，擘 ［麻黄去节，三两（9g）］

上六味，以水一斗，先煮葛根，减二升，去上沫，内诸药，煮取三升，去滓。温服一升，覆取微似汗，不须啜粥，余如桂枝法将息及禁忌。

按：宋本桂枝加葛根汤中，有麻黄三两，方后注："臣亿等谨按仲景本论，……第3卷有葛根汤证云，无汗恶风，正与方同，是合用麻黄也，此云桂枝加葛根汤，恐是桂枝汤中但加葛根耳。"桂枝加葛根汤是否用麻黄，临床可根据病变证机权衡用量为是。

【药解】　方中桂枝解肌和营卫，祛邪散风寒。葛根起阴气，鼓胃气，和筋脉。芍药敛阴益营，滋濡筋脉。生姜发汗散风寒，调达筋脉。大枣、甘草，益气和中，补益脾胃，生化津液。

【药理】　具有降血压，调节冠脉血管和心脑血管，抑制血小板聚集，阻滞肾上腺素能受体，解热，消炎，降血糖，抗心肌缺血，调节骨骼肌，调节汗腺分泌，调节支气管平滑肌等作用。

【原文】　太阳病，下之后，其气上冲者，可与桂枝汤，方用前法；若不上冲者，不得与之。（15）

【语译】　病是内外夹杂性病变，以里证为主，辨里证是可下证，其治当先用下法，用下法之后，若里证得解，病人正气仍能积极抗邪于外，辨表是太阳中风证，其治可选用桂枝汤，但治疗用药必须遵守服药方法；若下后正气受损且不能积力抗邪，其治就不能再用原有方药，对此必须根据变化的病证表现重新辨证，做到因证而选方遣药。

【注释】

下之后：下之，使用下法治疗；辨可下证有承气汤类、大黄附子汤、大柴胡汤、大陷胸汤类、五苓散、牡蛎泽泻散、十枣汤等；后，治疗之后。

其气上冲者：气，正气；上，积力；冲者，抗邪。又，自觉有胸中气逆上冲的症状表现。

方用前法：方，桂枝汤；前法，之前使用桂枝汤的服用方法。

不得与之：得，能也；与，用也；之，桂枝汤。

【原文】 太阳病三日，已发汗，若吐，若下，若温针，仍不解者，此为坏病，桂枝不中与之也。观其脉证，知犯何逆，随证治之。

桂枝本为解肌，若其人脉浮紧，发热，汗不出者，不可与之也。常须识此，勿令误也。（16）

【语译】 病是内外夹杂性病变，病以太阳病为主，治当发汗；假如在里以可吐证为主，治用吐法；假如在里以可下证为主，治用下法；假如以阳虚或阴寒为主，治用温针散寒壮阳；假如内外夹杂性病变虽经治疗但没有被解除，则属于难治性病证，病变证机与病证表现若不是太阳中风证，则不能用桂枝汤。权衡脉象与病证，务必辨清病邪侵犯哪些脏腑、经络、气血、阴阳，并根据疾病的病变证机与病证表现而选用最佳治疗方药。

根据桂枝汤方药组成判断其功用是解肌理脾，假如病人脉浮紧、发热、无汗者，病为太阳伤寒证，其治不能仅用桂枝汤，应考虑选用麻黄汤。治病用方必须时刻牢记运用桂枝汤的基本常识，切勿导致治疗差错。

【注释】

太阳病三日：三日，约略之辞。

已发汗：已，已经使用。病以太阳病为主，治用发汗方药。

若吐：病以可吐证为主，治用吐法。

若下：病以可下证为主，治用下法。

若温针：病以阳虚或阴寒为主，治用温法，并不局限于温针。

仍不解者：病证虽经治疗但仍然没有被解除。

坏病：坏，难治性病证，或因治疗不当又加重难治性病证。

桂枝不中与之也：桂枝，桂枝汤；不中，不能使用；与，治疗；之，即病证。

观其脉证：观，观察，权衡；脉证，脉象与病证。

知犯何逆：知，知道，辨清；犯，病邪侵犯；何逆，哪些病证表现。

随证治之：随，根据；证，病变证机与病证表现。

桂枝本为解肌：桂枝，桂枝汤；本，原为，原有；解肌，调卫护营，理脾和胃。

不可与之：之，即桂枝汤，太阳伤寒证不能仅用桂枝汤。

常须识此：常，经常，常常；须，必须；识，牢记；此，桂枝汤。

勿令误也：勿，不能；令，引起，导致；误，治疗错误，治疗差错。

【原文】 若酒客病，不可与桂枝汤，得之则呕，以酒客不喜甘故也。（17）

【语译】 如果饮酒之人夹有湿热且有类似太阳中风证，其治不能仅用桂枝汤；若仅用桂枝汤则会引起呕吐，这是因为经常饮酒之人不能用辛甘之类方药的缘故。

【注释】

若酒客病：酒客，经常饮酒之人；病，湿热蕴结。

不可与桂枝汤：湿热蕴结证类似太阳中风证，或湿热蕴结证与太阳中风证相兼，其治不能用桂枝汤，或不能仅用桂枝汤。

得之则呕：得，用也；之，桂枝汤；呕，桂枝汤之辛助热，之甘助湿，湿热肆虐扰乱胃气则呕吐。

以酒客不喜甘故也：以，因为；不喜，不能；甘，辛甘之药。

【原文】 喘家作，桂枝汤加厚朴杏子佳。（18）

【语译】 病人素有肺气虚弱，寒饮内生，咳喘因外感太阳中风证而诱发或加重，其治可选用桂枝加厚朴杏仁汤。

【注释】

喘家作：喘，咳喘；家，久治不愈；作，气喘病证发作。

【方药】 桂枝加厚朴杏仁汤

桂枝去皮，三两（9g） 甘草炙，二两（6g） 生姜切，三两（9g） 芍药三两（9g） 大枣擘，十二枚 厚朴炙，去皮，二两（6g） 杏仁去皮尖，五十枚（8.5g）

上七味，以水七升，微火煮取三升，去滓。温服一升。覆取微似汗。

【药解】 方中桂枝解肌散寒，降逆平喘。芍药益营助卫。厚朴温肺降逆，下气平喘，温化寒饮。生姜解表散寒，降逆平喘，温肺化饮。杏仁温肺降逆，止咳平喘。甘草、大枣补益脾胃，滋荣汗源。

【药理】 具有解除支气管平滑肌痉挛，调节支气管腺体分泌，对肠胃平滑肌双向调节，调节汗腺分泌，抗过敏，消炎，抗病毒，改善微循环，增强机体免疫功能等作用。

【原文】 凡服桂枝汤吐者，其后必吐脓血也。（19）

【语译】 疾病如果是内外夹杂性病变，以里热证为主，仅用桂枝汤可能引起呕吐脓血。

【注释】

凡服桂枝汤吐者：凡，诸多；服桂枝汤，有太阳中风证，或有类似太阳中风证。

其后必吐脓血也：其，病人；后，服药后；吐脓血，误用桂枝汤以热助热而损伤脉络。

桂枝汤：既可辨治太阳中风证，又可辨治营卫不和证，更可辨治内外夹杂性病变，但不能用于里湿热证。

【原文】 太阳病，发汗，遂漏不止，其人恶风，小便难，四肢微急，难以屈伸者，桂枝加附子汤主之。（20）

【语译】 病是内外夹杂性病变，以太阳病为主，治用汗法，但药后汗出不止，怕风，小便困难，四肢轻微拘急，肢体活动屈伸不利，其治可选用桂枝加附子汤。

【注释】

发汗：内外夹杂性病变，以表证为主。

遂漏不止：遂，随即，于是；漏：汗出不止。

小便难：小便困难，病变证机是阳虚不能气化水津。

四肢微急：四肢筋脉轻微拘急。

难以屈伸：四肢活动屈伸不利。

【方药】 桂枝加附子汤

桂枝去皮，三两（9g） 芍药三两（9g） 甘草炙，二两（6g）
生姜切，三两（9g） 大枣擘，十二枚 附子炮，去皮，破八片，一枚
（5g）

上六味，以水七升，煮取三升，去滓。温服一升。本
云：桂枝汤，今加附子，将息如前法。

【药解】 方中桂枝解肌散寒，通达阳气。芍药益营助
卫。附子温里壮阳。生姜解表散寒，调和营卫。甘草、大
枣，益气助阳，和调内外。

【药理】 具有强心，改善微循环，增强机体免疫功能，
调节胃肠道蠕动，解热，消炎，抗病毒，抗过敏，抗风湿等
作用。

【原文】 太阳病，下之后，脉促，胸满者，桂枝去芍药
汤主之。（21）

【语译】 如果疾病是内外夹杂性病变，以可下证为主，
用下法后，脉促，胸满，这是可下证得解，又损伤胸阳，表
证仍在，其治可选用桂枝去芍药汤。

【注释】

太阳病：太阳病的基本证型有12个。

下之后：以里证为主，里为可下证，下之则里证得解。

脉促：太阳病仍在，胸阳因下而损伤。

胸满：胸中宗气因下而受损，浊气壅滞。

【方药】 桂枝去芍药汤

桂枝去皮，三两（9g） 生姜切，三两（9g） 甘草炙，二两（6g） 大枣擘，十二枚

上四味，以水七升，煮取三升，去滓。温服一升。本云：桂枝汤，今去芍药，将息如前法。

【药解】 方中桂枝解肌散寒，燮理营卫，温阳和心，通达血脉。生姜温阳散寒。甘草、大枣益气，助桂枝辛甘化阳以补阳。

【药理】 具有增强机体免疫功能，改善微循环，调节胃肠道蠕动、内分泌、心律、中枢神经和周围神经，抗病毒，抗过敏，解热，消炎，抗菌等作用。

【原文】 若微寒者，桂枝去芍药加附子汤主之。（22）

【语译】 内外夹杂性病变，以里证为主，治里之后，病人脉微、怕冷，这是因为用下法未能恰到好处而大伤阳气，其治当选用桂枝去芍药加附子汤。

【注释】

微寒：微，脉微；寒，怕冷。

【方药】 桂枝去芍药加附子汤

桂枝去皮，三两（9g） 生姜切，三两（9g） 甘草炙，二两（6g） 大枣擘，十二枚 附子炮，去皮，破八片，一枚（5g）

上五味，以水七升，煮取三升，去滓。温服一升。本云：桂枝汤，今去芍药，加附子，将息如前法。

【药解】 方中桂枝解肌调营卫，温达胸中阳气。生姜解表散寒，温煦阳气。附子温壮阳气，通达胸中阳气。甘草、大枣既可益营和卫，又可温补阳气。

【药理】 具有增强机体免疫功能，改善微循环，调节心律、内分泌、抗过敏、强心、解热、消炎、抗菌等作用。

【原文】 太阳病，得之八九日，如疟状，发热恶寒，热多寒少，其人不呕，清便欲自可，一日二三度发，脉微缓者，为欲愈也；脉微而恶寒者，此阴阳俱虚，不可更发汗，更下，更吐也；面色反有热色者，未欲解也，以其不能得小汗出，身必痒，宜桂枝麻黄各半汤。（23）

【语译】 太阳病的表现，已过八九日，似疟疾状，发热，恶寒，尤其是发热比恶寒重，病人并没有出现呕吐，大小便尚正常，一日仅有二三次发热、恶寒，脉略微和缓，这可能是疾病向愈之佳兆；病是内外夹杂性病变，症状表现以脉微、怕冷为主，此病变可能演变为阴阳俱虚证为主，其治不能再仅用汗法，或再仅用下法，或再仅用吐法；病人面部色泽红赤，这是太阳病病证未解，病人没有轻微汗出，身体可能伴有瘙痒，其治可选用桂枝麻黄各半汤。

【注释】

如疟状：太阳病的表现有类似疟疾的症状，应与之鉴别诊断。

热多寒少：热多，发热明显，正气胜；寒少，恶寒较轻，邪气退，亦即正气大于邪气。

不呕：太阳病邪尚未影响阳明胃气通降，故不呕。

清便欲自可：清便，大小便；欲，尚且；自可，正常。

一日二三度发：一日，约略之辞；二三度发，发热恶寒次数较前减少。

脉微缓者：微，略微，形容缓脉。亦即脉微不是微弱之微，而是脉象恢复，略微和缓。

为欲愈也：欲，可能。亦即正气恢复，病可能向愈。

脉微而恶寒：脉微，阳气虚；恶寒，阳气不温。

此阴阳俱虚：阴阳，阴在里，阳在表，内外夹杂性病变，其表里阴阳之气俱虚。

不可更发汗：可，能；更，再次。

更下：即使有可下证，其治也不能再仅用下法。

更吐：即使有可吐证，其治也不能再仅用吐法。

面色反有热色者：反有，本来没有但现在有；热色，赤红色，病变证机是正邪相争。

以其不能得小汗出：不，没有；得，出现；小汗出，轻微汗出。

身必痒：必，此处指可能；痒，瘙痒。病变证机是邪气侵扰逆乱肌肤营卫。

【方药】 桂枝麻黄各半汤

桂枝去皮，一两十六铢（5.2g） 芍药 生姜切 甘草炙 麻黄去节，各一两（3g） 大枣擘，四枚 杏仁汤渍，去皮尖及两仁者，二十四枚（4g）

上七味，以水五升，先煮麻黄一二沸，去上沫，内诸药，煮取一升八合，去滓。温服六合。本云：桂枝汤三合，麻黄汤三合，并为六合。顿服，将息如上法。

【药解】 方中桂枝、麻黄相用，其量比约为5：3，通达玄府，开达腠理，发汗解表。生姜助麻黄、桂枝解表散寒。杏仁与麻黄宣肺降肺。芍药益营和卫，与麻黄、桂枝合用，发汗解表不伤营阴。甘草、大枣益气和中，充荣营卫。方药配伍特点是以桂枝汤变方发汗和营卫，以麻黄汤变方宣发散邪气，相互为用，以治疗太阳伤寒轻证。

【药理】 具有增强免疫功能，调节中枢神经和周围神经，调节汗腺分泌，解除支气管平滑肌痉挛，调节支气管腺体分泌，强心，调节心律，抗心脑缺氧，抗心肌缺血，调节胃肠道蠕动、水电解质代谢，消炎，抗菌，抗过敏，抗病毒，抗肿瘤等作用。

【原文】 太阳病，初服桂枝汤，反烦不解者，先刺风

池、风府，却与桂枝汤则愈。（24）

【语译】 太阳中风重证，病初即服用桂枝汤，药后反而更加心烦，或身体烦扰不能被解除，其治可先选择针刺风池、风府穴，以疏通太阳少阳经气，然后再用桂枝汤，病可向愈。

【注释】

太阳病：辨太阳病为太阳中风重证。

初服桂枝汤：初，病初。服桂枝汤，因病变有轻证、重证，其治可酌情调整方药用量及服药方法。

反烦不解：反，反而；烦，心烦，或身体烦扰不宁；不解，病证仍在。

先刺风池、风府：辨治太阳中风重证，既可加大桂枝汤用量，又可采用针药并用等方法。

却与桂枝汤则愈：却，然后；与，给予，使用。

【原文】 服桂枝汤，大汗出，脉洪大者，与桂枝汤，如前法；若形似疟，一日再发，汗出必解，宜桂枝二麻黄一汤。（25）

【语译】 服用桂枝汤后，出现大汗出，脉洪大，根据病证表现特点仍是太阳中风证，仍要用桂枝汤，但必须遵守桂枝汤服用及煎煮方法；如果发热恶寒，一日仅有1～2次发作，使用发汗方法可使病证得解，其治可选用桂枝二麻黄一汤。

【注释】

服桂枝汤：服用桂枝汤辨治太阳中风证。

大汗出：或因服用桂枝汤不当而引起大汗出，或太阳中风证本来即有较多汗出。

脉洪大：或因服用桂枝汤不当而引起脉洪大，或太阳中风证本来就是脉洪大，亦即桂枝汤本来就能治疗脉洪大。

若形似疟：若，假如，如果；形，身体；似疟，发热恶寒类似疟疾。

一日再发：再，又；发，发热恶寒。

汗出必解：汗出，使用发汗方法；必，此处指可也；解，邪气得散。

【方药】 桂枝二麻黄一汤

桂枝去皮，一两十七铢（5.4g）　　芍药一两六铢（3.7g）　　麻黄去节，十六铢（2.1g）　　生姜切，一两六铢（3.7g）　　杏仁去皮尖，十六个（2.5g）　　甘草炙，一两二铢（3.2g）　　大枣擘，五枚

上七味，以水五升，先煮麻黄一二沸，去上沫，内诸药，煮取二升，去滓。温服一升，日再服。本云：桂枝汤二分，麻黄汤一分，合为二升，分再服。今合为一方，将息如前法。

【药解】 方中桂枝、麻黄相用，用量比例约为5：2，以治卫中之邪气强。芍药用量大于麻黄，既补益营气，又发汗透邪。杏仁与麻黄、桂枝相用，调和肺气以职司营卫。甘

草、生姜、大枣，补益中气，和调营卫。方药配伍特点是调和营卫以发汗，发汗散邪以止汗，相须为用，相互制约，以取得预期治疗效果。

【原文】 服桂枝汤，大汗出后，大烦渴不解，脉洪大者，白虎加人参汤主之。（26）

【语译】 病是内外夹杂性病变，以表证为主，以桂枝汤治疗太阳中风证，当汗出且不当大汗出，大汗出后，病变演变为以里证为主，口渴特别明显，脉洪大，其治可选用白虎加人参汤。

【注释】

服桂枝汤：太阳病是太阳中风证，治用桂枝汤。

大汗出后：强调病以太阳病为主。

大烦渴不解：大，重，甚，明显；烦渴，心烦，口渴甚。

脉洪大者：病变证机是阳明热盛迫津外泄，气血壅盛于外。

【原文】 太阳病，发热恶寒，热多寒少；脉微弱者，此无阳也，不可发汗。宜桂枝二越婢一汤。（27）

【语译】 太阳温病证的表现，发热，恶寒，发热重于恶寒；假如脉微弱，在里夹杂有阳虚，即使以太阳温病证为主，其治不能仅用发汗方法，必须兼顾阳虚，辨治太阳温病证的基本用方是桂枝二越婢一汤。

【注释】

太阳病：太阳温病证的特殊脉证。

热多寒少：热，病变证机是热，病证表现是发热；多，病证表现比较重；寒，病变证机是卫气抗邪而不及于固护，病证表现是怕冷；少，病证表现比较轻。

脉微弱：微，略微。即脉略微弱，或脉微弱。

此无阳也：无阳，不是没有阳气，而是阳气虚弱。

不可发汗：治疗不能仅用发汗方药，可与发汗方药并用。

【方药】 桂枝二越婢一汤

桂枝去皮，十八铢（2.3g） 芍药十八铢（2.3g） 麻黄十八铢（2.3g） 甘草炙，十八铢（2.3g） 大枣擘，四枚 生姜切，一两二铢（3.3g） 石膏碎，绵裹，一两（3g）

上七味，以水五升，煮麻黄一二沸，去上沫，内诸药，煮取二升，去滓。温服一升。本云：当裁为越婢汤、桂枝汤合之，饮一升。今合为一方，桂枝汤二分，越婢汤一分。

【药解】 方中石膏与桂枝、麻黄相用，宣散营卫中邪热，透热外出。芍药益阴和营，与石膏相合，清泄营卫郁热，生津益阴。甘草、大枣、生姜益气解表和营卫。

仲景组方提示，治疗太阳温病证，在治病求本的同时，切不可忽视用辛温解表药，只有有效地配伍辛温药，才能更好地透邪外出。

【药理】 具有解热，消炎，抗过敏，抗菌，镇静、镇痛，镇咳、祛痰，增强免疫功能等作用。

【原文】 服桂枝汤，或下之，仍头项强痛，翕翕发热，无汗，心下满微痛，小便不利者，桂枝去桂加茯苓白术汤主之。（28）

【语译】 病是内外夹杂性病变，在表是桂枝汤证，以桂枝汤证为主，治用桂枝汤，若治表之后表证居次，改用下法治其里，治后仍然头痛项强，温温发热，无汗，胃脘胀满、隐隐作痛，小便不利，其治可选用桂枝去桂加茯苓白术汤。

【注释】

服桂枝汤：桂枝汤，即桂枝汤证。

或下之：在里有可下证，或有类似可下证，应重视鉴别诊断。

仍头项强痛：仍，原来就有。即头痛项强未因治而解除。

翕翕发热：发热比较温和。

心下满微痛：心下，胃脘；微痛，隐隐作痛。

桂枝去桂加茯苓白术汤：方药组成既可去桂，又可不去桂，必须因病变证机而异；桂枝去桂加茯苓白术汤既可辨治太阳中风证与脾虚水气证相兼，又可辨治太阳伤寒证与脾虚水气证相兼。

【方药】 桂枝去桂加茯苓白术汤

芍药三两（9g）　甘草炙，二两（6g）　生姜切，三两（9g）

白术　茯苓各三两（9g）　大枣擘，十二枚

上六味，以水八升，煮取三升，去滓。温服一升，小便利则愈。本云：桂枝汤，今去桂枝，加茯苓、白术。

【药解】 方中生姜解表散风寒，调理卫气，走里散水气。芍药益营助卫。白术健脾燥湿，使水有所制所行。茯苓健脾渗湿，使水气有泄路。甘草、大枣，益气和中，调和营卫。

张仲景设桂枝去桂加茯苓白术汤，因病变证机及症状表现可以去桂枝，也可以酌情减少桂枝用量，还可以仍用桂枝原量。

【药理】 具有调节胃肠道蠕动，促进水、钠代谢，调节内分泌、周围神经、心律，镇痛，解热，消炎，抗菌，增强机体免疫功能等作用。

【原文】 伤寒，脉浮，自汗出，小便数，心烦，微恶寒，脚挛急，反与桂枝欲攻其表，此误也。得之便厥，咽中干，烦躁，吐逆者，作甘草干姜汤与之，以复其阳；若厥愈足温者，更作芍药甘草汤与之，其脚即伸；若胃气不和，谵语者，少与调胃承气汤；若重发汗，复加烧针者，四逆汤主

之。（29）

【语译】 病是内外夹杂性病变，在表是太阳病，在里是阴阳俱虚证，脉浮，自汗出，小便次数多，心烦，轻微恶寒，腿脚抽搐挛急，其治仅用桂枝汤治疗太阳中风证或太阳伤寒夹虚证，这是不全面的治疗方法。仅用桂枝汤治疗，手足厥冷、咽中干燥、烦躁、呕吐、呃逆，其补救可选用甘草干姜汤，以温阳散寒；若手足厥逆转为温和，其治可选用芍药甘草汤，以补血益气，腿脚就可活动自如；若胃气不和属于阳复生热，以谵语为主，其治可稍用调胃承气汤清泻郁热；若太阳病证仍在，一汗不愈而重复用汗，病仍不愈，又改用烧针温阳反而会损伤阳气，其治可选用四逆汤。

【注释】

伤寒：太阳之邪乘素体阴阳俱虚而传入并加重里疾。

脉浮：病变证机是既有正邪斗争又有正气虚弱。

小便数：小便次数多，或小便量多。

脚挛急：脚，足，小腿；挛急，抽搐，拘急。

反与桂枝欲攻其表：反，违反治疗原则；桂枝，桂枝汤；欲，采用；攻，治疗。

此误也：误，不是错误之误，而是不全面的意思。

得之便厥：得之，治疗；便，于是；厥，手足厥冷。

其脚即伸：脚，腿脚；伸，屈伸自如，活动自如。

胃气不和：胃气不和，郁热内生。

若重发汗：重，重复使用。

复加烧针：复，又也，更也；加，用也；烧针，用之得当则温阳，用之不当则伤阳亡阳。

【方药1】 甘草干姜汤

甘草炙，四两（12g） 干姜炮，二两（6g）

上二味，以水三升，煮取一升五合，去滓。分温再服。

【药解】 方中甘草补气和中缓急。干姜温中助阳散寒。方药辛甘化阳，益气补阳。

【药理】 具有调节胃肠道蠕动，增强胃肠消化功能，解除支气管平滑肌痉挛，调节支气管腺体分泌、心律，保肝利胆，抗过敏，改善微循环，增强机体免疫功能等作用。

【方药2】 芍药甘草汤

芍药四两（12g） 甘草炙，四两（12g）

上二味，以水三升，煮取一升五合，去滓，分温再服。

【药解】 方中芍药补血益营，养阴柔筋。甘草益气和中，缓急舒筋。方药酸甘化阴而养血，柔筋缓急而舒筋，善治筋脉拘紧挛急。

【药理】 具有解除平滑肌及骨骼肌痉挛，调节中枢神经、周围神经、心律、内分泌，增强机体免疫功能，抗惊厥，消炎，改善甲状腺功能等作用。

【原文】 问曰：证象阳旦，按法治之而增剧，厥逆，咽中干，两胫挛急而谵语。师曰：言夜半手足当温，两脚当伸，后如师言，何以知此？答曰：寸口脉浮而大，浮为风，大为虚，风则生微热，虚则两胫挛，病形象桂枝，因加附子参其间，增桂令汗出，附子温经，亡阳故也。厥逆，咽中干，烦躁，阳明内结，谵语，烦乱，更饮甘草干姜汤，夜半阳气还，两足当热，胫尚微拘急，重与芍药甘草汤，尔乃胫伸；以承气汤微溏，则止其谵语，故知病可愈。（30）

【语译】 学生问：病证表现像阳旦，按照阳旦病证治疗但病情加重，手足厥逆，咽喉干燥，两腿脚抽搐拘急，谵语。老师说：在通常情况下，夜半子时阳气恢复，手足应温和，两腿脚屈伸自如。病情变化果然如老师所说，凭什么知道这些情况呢？老师进一步回答说：寸口脉浮而大，浮为外邪侵袭，大为正气虚弱，正气与外邪相争则身体轻微发热，正气虚弱不能温养则两腿脚挛急，病虽像桂枝汤证，但根据病情治疗应当在桂枝汤中加附子，附子既可增强桂枝汤发汗，又能温经，这是因为阳气虚弱的缘故。手足厥逆，咽喉干燥，病变证机是阳明热结，谵语，心烦意乱，可先服用甘草干姜汤；至夜半阳生之时可恢复，两足温热，小腿仅有轻微拘急，又改用芍药甘草汤补血益气，这样小腿即能屈伸自如；若阳明胃热，其治可选用调胃承气汤轻微泻下，以治其谵语，这样就知道病可向愈。

【注释】

证象阳旦：阳旦，桂枝汤证；病证表现很像桂枝汤证。

按法治之而增剧：按法，根据病证表现；增剧，病证加重。

厥逆：手足厥逆，病变证机是阳虚不温。

咽中干：病变证机是阴津损伤。

两胫挛急而谵语：胫，腿脚；挛急，拘急。

言夜半手足当温：夜半，子时，阳气生发之时；手足当温，阳气恢复借助自然之阳气。

两脚当伸：脚，包括小腿在内。

后如师言：后，事情的结果；如，像也；师言，老师所说的。

何以知此：何，什么；以，凭借，凭据；此，这些。

寸口脉浮而大：寸口，寸关尺三部脉。

浮为风：寸关尺三部脉浮为风寒侵袭。

大为虚：寸关尺三部脉大而无力为正气虚弱。

风则生微热：阴阳俱虚与风寒相争则发热较轻。

虚则两胫挛：阴阳俱虚不能滋养则两腿脚抽搐拘急。

病形象桂枝：病，内外夹杂性病变；形，症状表现；象，类似；桂枝，桂枝汤证。

因加附子参其间：因，根据；其，桂枝汤。

增桂令汗出：增，增加附子；桂，桂枝汤；令，使也；

汗出，发汗。

亡阳故也：亡，虚弱；故，原因。

夜半阳气还：还，归还，复苏，恢复。

重与芍药甘草汤：重，再次，又；与，给予。

尔乃胫伸：尔，这，这时；乃，即；胫，腿脚；伸，腿脚活动自如。

以承气汤微溏：承气汤，调胃承气汤；微，轻微；溏，使大便溏泄，即泻下。

止其谵语：止，制止，引申为治疗。

【原文】 太阳病，项背强几几，无汗，恶风，葛根汤主之。（31）

【语译】 太阳刚痉证的表现是项背拘紧僵硬、筋脉活动受限、无汗、怕风，其治可选用葛根汤。

【注释】

太阳病：太阳刚痉证的基本脉证。

项背强几几：强，僵硬；几几，拘急，拘紧。即项背僵硬拘急，活动受限。

【方药】 葛根汤

葛根四两（12g）　麻黄去节，三两（9g）　桂枝去皮，二两（6g）　生姜切，三两（9g）　甘草炙，二两（6g）　芍药二两（6g）　大枣擘，十二枚上七味，以水一斗，先煮麻黄、葛根，减二升，去白沫，内诸药，煮取三升，去滓。温服一升。覆取微似汗，余如桂枝法将息及禁忌，诸汤皆仿此。

【药解】 方中麻黄解表散邪。桂枝温通筋脉，助麻黄解表。葛根解表散邪，舒达筋脉，升达阴津。芍药补益营血，缓急柔筋，滋养筋脉。生姜解表散寒。甘草、大枣，益气缓急，和畅筋脉。

【药理】 具有增强免疫功能，调节中枢神经、周围神经、汗腺分泌，解除支气管平滑肌痉挛，调节支气管腺体分泌，强心，调节心律，改善微循环，抗心脑缺氧，抗心肌缺血，调节胃肠道蠕动、水电解质代谢、水钠钾代谢，消炎，抗菌，抗过敏，抗病毒，抗肿瘤等作用。

【原文】 太阳与阳明合病者，必自下利，葛根汤主之。（32）

【语译】 太阳病与阳明病为内外夹杂性病变，病人必定有源于内在原因之下利，其治可选用葛根汤。

【注释】

太阳与阳明合病：太阳，太阳伤寒证；阳明，阳明寒利证。

必自下利：必，必定；自，内在之因。下利的病变证机源于阳明，而不是太阳病。

【原文】 太阳与阳明合病，不下利，但呕者，葛根加半夏汤主之。（33）

【语译】 太阳病与阳明病相兼，阳明病可能未有下利，只有呕吐，根据内外夹杂性病变都比较重的情况，其治可选用葛根加半夏汤。

【注释】

太阳与阳明合病：辨太阳病为太阳伤寒证，辨阳明病为阳明胃气上逆证。

不下利：病变在阳明胃而不在阳明大肠。

呕者：阳明胃寒气逆导致呕吐。

【方药】 葛根加半夏汤

葛根四两（12g） 麻黄去节，三两（9g） 甘草炙，二两（6g）芍药二两（6g） 桂枝去皮，二两（6g） 生姜切，二两（6g） 半夏洗，半升（12g） 大枣擘，十二枚

上八味，以水一斗，先煮葛根、麻黄，减二升，去白沫。内诸药，煮取三升，去滓。温服一升。覆取微似汗。

【药解】 方中麻黄解表散寒。葛根助胃气升津，布达津液，濡养筋脉。桂枝解肌散邪。半夏醒脾和胃，散寒降逆。生姜解表散寒，温胃和中。芍药益营助卫。甘草、大枣，补中气，益汗源。

【药理】 具有调节内分泌、呼吸中枢、代谢、胃肠道蠕动、胃肠神经，消炎，抗菌，解热，解痉，抗病毒等作用。

【原文】 太阳病，桂枝证，医反下之，利遂不止，脉促者，表未解也；喘而汗出者，葛根黄芩黄连汤主之。（34）

【语译】 病是内外夹杂性病变，在表是桂枝汤证，以表证为主，医生未能辨清病变证机主次且用下法，下后下利不止，脉促，太阳中风证仍在；气喘，汗出者，病以里证为主，其治可选用葛根芩连汤。

【注释】

太阳病：太阳病的基本证型有12个。

桂枝证：桂枝，桂枝汤；证，病证表现。

医反下之：内外夹杂性病变，必须辨清病变主次，不能被假象所迷惑，桂枝汤辨治太阳中风证，其病证仍在，其治仍用桂枝汤，切不可改为下法；即使病以里证为主，其治最好兼顾表证；或以治里为主，里有类似可下证，其治不可用下法。

利遂不止：遂，于是；不止，不能自止。

脉促者：脉急促。

表未解也：未解，病证仍在。

喘而汗出：气喘、汗出不是阳明大肠热利证的必有症状，而是可能伴随的症状表现。

【方药】 葛根芩连汤

葛根半斤（24g）　甘草炙，二两（6g）　黄芩三两（9g）

黄连三两（9g）

上四味，以水八升，先煮葛根，减二升，内诸药，煮取二升，去滓。分温再服。

【药解】 方中葛根走表疏散风热，走里醒肠胃，起阴气，升津液，止下利。黄连、黄芩，清热解毒，燥湿止利，善治大肠热利证。甘草益气和胃缓急。

【药理】 具有抗菌，消炎，抗过敏，解热，抗病毒，调节肠胃道蠕动，解除胃肠平滑肌痉挛，抗心脑缺氧，抗心律失常，增强机体免疫功能，镇痛，解除支气管平滑肌痉挛，调节支气管腺体分泌等作用。

【原文】 太阳病，头痛，发热，身疼，腰痛，骨节疼痛，恶风，无汗而喘者，麻黄汤主之。（35）

【语译】 太阳病的表现有头痛，发热，身体疼痛，腰痛，骨节疼痛，怕风，无汗，气喘，其治可选用麻黄汤。

【注释】

太阳病：即太阳伤寒证。

头痛：包括头困、头沉、头紧等。

身疼：包括肌肉、筋脉疼痛。

腰痛：包括腰痛、背痛。

恶风：恶风较恶寒轻，太阳伤寒重证以怕冷（恶寒）为主，太阳伤寒轻证以怕风（恶风）为主。

无汗：病变证机是卫闭营郁。

喘：喘，气喘，包括咳嗽。

【方药】 麻黄汤

麻黄去节，三两（9g）　桂枝去皮，二两（6g）　甘草炙，一两（3g）　杏仁去皮尖，七十个（12g）

上四味，以水九升，先煮麻黄，减二升，去上沫，内诸药，煮取二升半，去滓。温服八合。覆取微似汗，不须啜粥。余如桂枝法将息。

【药解】 方中麻黄宣发营卫，开达腠理，解表散寒，并宣发肺气，止咳平喘。桂枝解肌发汗，通达经气，以增强麻黄发汗之功。杏仁肃降肺气，与麻黄相伍，一宣一降，调理肺气。炙甘草补益中气，兼益汗源。

又，麻黄汤既是治疗太阳伤寒证的基本代表方，又是治疗风寒犯肺证的重要代表方。

【药理】 具有调节汗腺分泌，解除支气管平滑肌痉挛，调节支气管腺体分泌，强心，调节心律，抗心脑缺氧，抗心肌缺血，调节胃肠道蠕动，调节水、电解质代谢，调节钠、钾代谢，消炎，抗菌，抗过敏，抗病毒，抗肿瘤等作用。

【原文】 太阳与阳明合病，喘而胸满者，不可下，宜麻黄汤。（36）

【语译】 太阳病与阳明病相兼，以太阳病为主，病人气喘、胸满，此虽有阳明可下证，但不可先用下法，其治可先用麻黄汤。

【注释】

太阳与阳明合病：太阳伤寒证与阳明可下证相兼。

喘而胸满者：病变证机是太阳经气郁滞，肺气不降，浊气壅滞，气逆胸中。

不可下：内外夹杂性病变，以阳明病为次，其治不可先用下法，但可与下法同用。

麻黄汤：麻黄汤辨治太阳病与阳明病相兼，最佳方法是既用麻黄汤又用合方兼顾阳明可下证。

【原文】 太阳病，十日以去，脉浮细而嗜卧者，外已解也；设胸满，胁痛者，与小柴胡汤；脉但浮者，与麻黄汤。（37）

【语译】 太阳病的表现，已超过十余天，脉以浮细为主，伴有嗜卧，这是正气有伤，邪气欲退，正气恢复，病为向愈；假如胸满、胁痛者，这是内外夹杂性病变症状表现，以小柴胡汤证为主，其治可选用小柴胡汤；假如病人脉仅仅是以浮为主，并且审明病变是太阳伤寒证者，其治可选用麻黄汤。

【注释】

十日以去：十日，约略之辞；以去，超过。

脉浮细而嗜卧者：脉浮细，脉浮者，正气抗邪于外；细者，正气有伤，但仍能积极恢复以抗邪。嗜卧，正气有伤，蓄积力量以抗邪。

胸满：包括胸闷、胸胀、胸痛。

胁痛：包括胁胀。

脉但浮者：但，仅仅；浮，以脉浮代太阳伤寒证，辨太阳伤寒证不能仅仅局限于脉浮。

【原文】　太阳中风，脉浮紧，发热，恶寒，身疼痛，不汗出而烦躁者，大青龙汤主之。若脉微弱，汗出，恶风者，不可服之。服之则厥逆，筋惕肉𥄲，此为逆也。（38）

【语译】　病是内外夹杂性病变，在表是太阳伤寒证，在里是郁热证，表寒里热证亦即太阳温病证，脉浮紧，发热，恶寒，身体疼痛，无汗，烦躁不安，其治可选用大青龙汤。假如内外夹杂性病变，脉微弱，汗出，怕风者，在表是太阳中风证，在里是郁热证，其治不能用大青龙汤。若违背病变证机而用之，则会引起手足厥逆，筋脉挛急，肌肉颤动，这是治疗错误所引起的病证。

【注释】

太阳中风：太阳，太阳伤寒证；中，侵袭；风，风寒侵袭，又风者，阳也，在里有蕴热。张仲景论"太阳中风"的基本含义即表寒里热证，亦即太阳温病证。

脉浮紧：太阳伤寒证之主脉，亦即太阳温病证之变化脉。

若脉微弱：太阳中风证之脉微弱，病变证机是卫阳虚弱，鼓动无力。

服之则厥逆：服之，服用大青龙汤；厥逆，手足厥逆，病变证机是汗后伤阳，阳气虚弱而不得温煦。

筋惕肉瞤：惕，挛急抽搐；瞤，颤抖，颤动。

【方药】 大青龙汤

麻黄去节，六两（18g）　桂枝去皮，二两（6g）　甘草炙，二两（6g）　杏仁去皮尖，四十枚（7g）　生姜切，三两（9g）　大枣擘，十枚　石膏碎，如鸡子大（45g）

上七味，以水九升，先煮麻黄，减二升，去上沫，内诸药，煮取三升，去滓，温服一升。取微似汗，汗出多者，温粉粉之。一服汗者，停后服。若复服，汗多，亡阳，遂虚，恶风，烦躁，不得眠也。

【药解】 方中重用麻黄解表散风寒，发汗透达玄府腠理。石膏量大力专清泻蕴热。桂枝解表散寒，温达营卫。杏仁肃降肺气，止咳平喘。生姜解表宣肺，散寒和中。甘草、大枣，益气和中，以助汗源。

【药理】 具有调节心律、支气管平滑腺体分泌，解除支气管平滑肌痉挛，调节周围神经、内分泌、水电解质代谢，抗过敏，消炎，止痛，平喘，抗风湿，强心，改善微循环等作用。

【原文】 伤寒，脉浮缓，身不疼，但重，乍有轻时，无少阴证者，大青龙汤发之。（39）

【语译】 太阳营卫湿郁证的表现，脉浮缓，身体未有疼痛，只有身体沉重，时轻时重，并没有少阴病证，其治可选用大青龙汤。

【注释】

伤寒：太阳营卫湿郁证。

脉浮缓：浮为正气抗邪，缓为寒湿浸淫。病变证机是寒湿浸淫太阳，郁滞营卫。

身不疼：病变证机是湿邪阻滞，经气不畅。

但重：但，只有。病变证机是寒湿侵袭营卫，经脉被寒湿郁滞。

乍有轻时：太阳正气乘势抗邪，病证趋于缓解。

无少阴证：太阳营卫湿郁证有类似少阴阳虚寒湿证，少阴阳虚寒湿证以痛为主；而大青龙汤证则以重为主。

【原文】 伤寒表不解，心下有水气，干呕，发热而咳，或渴，或利，或噎，或小便不利，少腹满，或喘者，小青龙汤主之。（40）

【语译】 病是内外夹杂性病变，在表是太阳伤寒证，在里是寒饮郁肺证，病人干呕，发热，咳嗽，或口渴，或下利，或咽喉阻塞不利，或小便不利，少腹满，或气喘，其治可选用小青龙汤。

【注释】

伤寒表不解：太阳伤寒证没有解除。

心下有水气：心下，肺中，心中，胃脘；水气，寒饮。

干呕：肺气不降，寒饮浸淫，胃气不降。

或渴：病变证机是寒郁化热而伤津，或是寒遏阳气，阳不化津。

或利：病变证机是肺不能通调水道，下注大肠。

或噎：噎，咽喉不利。病变证机是寒遏阳气，经脉郁阻。

或小便不利：病变证机是肺气不能通调水道，水不得下行。

少腹满：寒饮下注内结少腹。

【方药】 小青龙汤

麻黄去节，三两（9g）　　芍药三两（9g）　　细辛三两（9g）　干姜三两（9g）　　甘草炙，三两（9g）　　桂枝去皮，三两（9g）　五味子半升（12g）　　半夏洗，半升（12g）

上八味，以水一斗，先煮麻黄，减二升，去上沫，内诸药，煮取三升，去滓。温服一升。若渴，去半夏，加栝楼根三两；若微利，去麻黄，加荛花，如一鸡子，熬令赤色；若噎者，去麻黄，加附子一枚，炮；若小便不利，少腹满者，去麻黄，加茯苓四两；若喘，去麻黄，加杏仁半升，去皮尖。且荛花不治利，麻黄主喘，今此语反之，疑非仲景意。

（注：后20字恐是叔和按语混入正文，当删）

【药解】 方中麻黄解表散寒，宣肺平喘。桂枝解表化饮，温肺化饮。半夏降肺温肺，化饮止咳，燥湿醒脾，断绝饮生之源。干姜温肺散寒，温阳化饮。细辛温阳化饮，既助麻黄、桂枝解表发汗，又助半夏、干姜温肺化饮。五味子收敛肺气，并制温热药散寒化饮而不损伤阴津。芍药补血敛阴，既能滋荣营气，又能利饮利水。甘草既能补中荣汗源，又能培土生金和肺气。方药配伍特点是宣肺为主兼以降肺，发散为主兼以收敛，化饮为主兼以益阴，方药相互为用，以建其功。

【药理】 具有解除支气管平滑肌痉挛，调节支气管腺体分泌、呼吸中枢神经、水电解质代谢、肾功能，强心，改善微循环，抗心脑缺氧，抗心肌缺血，抗菌，消炎，抗病毒，调节骨骼肌，抗过敏，抗风湿，改善肾上腺皮质功能等作用。

【原文】 伤寒，心下有水气，咳而微喘，发热，不渴；服汤已，渴者，此寒去欲解也；小青龙汤主之。（41）

【语译】 病是内外夹杂性病变，在表是太阳伤寒证，在里是寒饮郁肺证，病人咳嗽、轻微气喘、发热、口淡不渴；

服用小青龙汤后，出现口渴，这是使用温热方药温化寒邪欲去之佳象；其治可选用小青龙汤。

【注释】

伤寒：太阳伤寒证的表现。

不渴：寒饮内盛，浸淫于上。

渴者：寒因温热药而散，津因温热药而化。

此寒去欲解也：欲解，寒邪将要消退。

小青龙汤：小青龙汤既可辨治寒饮郁肺之口渴，又可辨治寒饮郁肺之不渴，重在审明病变证机。

【原文】 太阳病，外证未解，脉浮弱者，当以汗解，宜桂枝汤。（42）

【语译】 病是内外夹杂性病变，以太阳病为主，脉浮弱者，其治当用汗法，可选用桂枝汤。

【注释】

外证未解：内外夹杂性病变，以太阳病为主。

脉浮弱者：外邪乘虚侵入太阳而为内外夹杂性病变，在表是太阳中风证，或太阳伤寒夹虚证。

当以汗解：使用汗法既要发汗祛邪又要兼顾正气。

【原文】 太阳病，下之微，喘者，表未解故也，桂枝加厚朴杏仁汤主之。（43）

【语译】 病是内外夹杂性病变，在表为太阳病，在里是寒饮郁肺夹虚证，并伴有不大便，以里证为主，其治当从肺治而不当用下，用微下方药治疗，病仍以气喘为主，表证未能解除，其治可选用桂枝加厚朴杏仁汤。

【注释】

下之微：下之，必须辨清病是可下证还是类似可下证；微，轻微使用下法。

表未解故也：表，太阳中风证；未解，病证仍在。

【原文】 太阳病，外证未解，不可下也，下之为逆；欲解外者，宜桂枝汤。（44）

【语译】 病是内外夹杂性病变，以太阳病为主，其治不能用下法，若先用下法，则会引起内外夹杂性病变发生其他变化；针对内外夹杂性病变，应先治太阳，根据太阳病的表现是太阳中风证，其治可选用桂枝汤。

【注释】

外证未解：外证，太阳病；未解，病以太阳病为主，里证为次。

不可下也：在里有可下证，或类似可下证。

下之为逆：下之，用下法治疗；逆，治疗错误。

【原文】 太阳病，先发汗不解，而复下之，脉浮者，不

愈；浮为在外，而反下之，故令不愈；今脉浮，故在外，当须解外则愈，宜桂枝汤。（45）

【语译】 根据太阳病的表现，先用发汗方法，但因发汗未能有效解除病证，又认为病变有可下证而用下法，并且多次使用下法但没有达到预期治疗目的；再根据病证表现仍然以太阳病脉浮为主，所以知道用下法是不能解除太阳病的；脉浮是太阳病的外在表现，虽有类似可下证或夹杂可下证，但仅用下法是不能达到最佳治疗目的的；当前病人脉仍浮，所以得知病变证机仍在太阳，其治当使用汗法辨治太阳病，审太阳病证型是太阳中风证，其治可选用桂枝汤。

【注释】

太阳病：太阳病有类似可下证，如56条："不大便六七日。"

先发汗不解：先用汗法而未能取得预期治疗效果，当再次使用汗法，直至达到治疗目的。

而复下之：而，并且；复，重复，多次；下之，病变可能夹杂可下证，病变可能有类似可下证。

脉浮者：以脉浮指代太阳病仍在，其治仍当从太阳病论之。

浮为在外：浮，脉浮；外，太阳病；在外，脉浮的病变证机是在太阳。

当须解外则愈：当，应当；须，使用；愈，病在太阳而非在里，故治从太阳则病愈。

【原文】 太阳病，脉浮紧，无汗，发热，身疼痛，八九日不解，表证仍在，此当发其汗，服药已微除；其人发烦，目瞑，剧者必衄，衄乃解；所以然者，阳气重故也。麻黄汤主之。（46）

【语译】 太阳病的表现有脉浮紧、无汗、发热、身体疼痛，八九日太阳病仍在，其治当选用发汗方药，服药后病证轻微减轻；但病人又有心烦，畏光闭目，甚者鼻衄，太阳病邪从衄血去则病向愈；之所以会出现这样的病证，是因为太阳伤寒邪气郁滞较重的缘故，其治仍当选用麻黄汤。

【注释】

太阳病：辨太阳病为太阳伤寒证。

八九日不解：在通常情况下，太阳伤寒证于八九日趋于缓解或向愈，且因太阳伤寒证病情比较重，故病未能缓解；八九日，是约略之辞。

表证仍在：表证，即太阳伤寒重证。

此当发其汗：此，太阳伤寒重证；发其汗，使病人发汗。

服药已微除：服药，服麻黄汤；已，后也；微除，病证轻微解除。

发烦：发，出现；烦，心烦。

目瞑：闭目畏光。

必衄：必，可能；衄，流鼻血。

衄乃解：太阳伤寒之邪可从鼻血而外泄，则病为向愈；若衄后病证仍在，必须仔细观察病情。

阳气重故也：阳气，邪气；重，邪气比较重，亦即太阳伤寒证病变证机是卫闭营郁比较重。

【原文】 太阳病，脉浮紧，发热，身无汗，自衄者愈。（47）

【语译】 太阳病的表现如有脉浮紧、发热、身无汗，说明正气恢复，抗邪力强，病邪随流鼻血而外泄，则自愈。

【注释】

太阳病：辨太阳病为太阳伤寒证。

自衄者愈：自，机体自我恢复。太阳伤寒证未经治疗之流鼻血，邪从流鼻血而外泄，病可向愈；鼻出血较多，衄后诸证得解，病为向愈；鼻出血较少，点点滴滴，邪未必能从衄解，其治可选用麻黄汤；若鼻出血较多，衄血不止，病可能发生其他变化，对此必须仔细观察病情，以法论治。再则，根据张仲景辨治精神，亦可针对太阳伤寒证而采用针刺或放血疗法。

【原文】 二阳并病，太阳初得病时，发其汗，汗先出不彻，因转属阳明，续自微汗出，不恶寒；若太阳病证不罢者，不可下，下之为逆，如此可小发汗；设面色缘缘正赤者，阳气怫郁在表，当解之，熏之；若发汗不彻，不足言，阳气怫郁不得越，当汗不汗，其人躁烦，不知痛处，乍在腹中，乍在四肢，按之不可得，其人短气，但坐，以汗出不彻故也，更发汗则愈。何以知汗出不彻？以脉涩故知也。（48）

【语译】 太阳病与阳明病相兼，太阳初得病，其治当用汗法，且因先用汗而未能切中病变证机，太阳病邪乘阳明素有失调而传入，阳明内热迫津外泄则连绵不断微微汗出，不怕冷；假如太阳病证未被完全解除，不可用下法，若先用下法则属于治疗错误，对此仍当选用轻微发汗方法；假如病人面色红赤，这是邪气郁结在太阳营卫之间的缘故，其治可选用辛散药，或用熏蒸方法；假如使用发汗方药未能达到解除病证的目的，这是病重药轻的缘故，病变证机是邪气郁结在太阳营卫之间而不能发散外越，病证应有汗出且未能汗出，病人烦躁，痛处走窜不定，或在腹部，或在四肢，疼痛拒按，短气，病人仅能坐且不能卧，这是发汗未能达到驱除病邪的缘故，可再次使用发汗方药，其病可愈。为何知道使用发汗方药而未能达到预期治疗目的？这是因为病人脉涩的缘故。

【注释】

二阳并病：二阳，太阳，阳明；并病，相兼病证。

太阳初得病时：初，刚发病；得病时，患病之时。

汗先出不彻：先出，先用汗法；彻，解除。

因转属阳明：转属，疾病转变。

续自微汗出：续，连续，不断；自，自内而发。

不恶寒：没有恶寒。

若太阳病证不罢者：不罢者，病证仍在。

下之为逆：以表证为主，先治里而导致病证发生变化。

如此可小发汗：如此，像这样的病证；小，轻微。

设面色缘缘正赤者：设，假如；缘缘，整个；正赤，面色通红。

阳气怫郁在表：阳气，邪气；怫郁，郁结；表，太阳营卫。

当解之：解，辛散解表药。

熏之：治疗太阳病采用熏蒸方法。

若发汗不彻：不彻，未达到预期治疗目的。

不足言：不，没有；足，达到；言，治疗目的。

当汗不汗：当汗，应当出汗；不汗，使用发汗药没有达到发汗目的。

其人躁烦：病变证机是邪郁肌表而困扰心神。

不知痛处：痛处，疼痛部位，病变证机是太阳病邪走窜不定。

按之不可得：按压疼痛加重，亦即拒按，病变证机是经气郁滞不通，按之更壅滞不通。

其人短气：病变证机是太阳病邪郁遏胸中气机。

但坐：但，只，仅；坐，有利于胸中气机通畅。

以汗出不彻故也：以，因为；不彻，没有达到治疗目的；故，原因。

脉涩：邪郁营卫，气血运行不畅，脉气滞涩。

【原文】 脉浮数者，法当汗出而愈。若下之，身重，心悸者，不可发汗，当自汗出乃解。所以然者，尺中脉微，此里虚，须表里实，津液自和，便自汗出愈。（49）

【语译】 脉浮数者，病在太阳，根据病变应使用汗法病可向愈。假如病以里证为主，仅用下法治疗，则身体沉重、心悸，下后若病演变以表证为主，其治不能仅用汗法，应当兼顾正气，当正气自我恢复，邪不胜正从汗出而解。为何会有这些呢？因为尺中脉微，在里心气不足，所以治疗必须使表里之气充实，阴津自我恢复，于是邪从汗出而病解。

【注释】

脉浮数者：太阳病之脉浮数。

法当汗出而愈：法，根据；当，应当；汗出，使邪从汗出。

若下之：病以里证为主，是可下证，治当用下法，用下法有攻下、润下；类似可下证，则不能用下法。

不可发汗：不能仅用发汗方法，应采用多种方法相结合治疗。

当自汗出乃解：自，机体自我恢复；汗出，邪从汗出。

心悸：用下法之后加剧心悸。

尺中脉微：尺脉未必尽主肾病变，亦有主心气不足。

此里虚：里，心也；里虚，心气虚。

须表里实：须，必须；实，表里之气充实。

津液自和：自，自我；和，恢复。

【原文】 脉浮紧者，法当身疼痛，宜以汗解之。假令尺中迟者，不可发汗，何以知然？以荣气不足，血少故也。（50）

【语译】 病是内外夹杂性病变，以太阳病为主，根据太阳病表现应有身体疼痛，其治当用汗法，然则邪随汗出而解。假如在里尺脉迟者，即使以太阳病为主，其治不可单独使用汗法，凭什么知道这些呢？这是因为营气不足，阴血虚少的缘故。

【注释】

脉浮紧：太阳病之脉。

法当身疼痛：法，根据；当，应有。

假令尺中迟者：尺，尺部脉，主里证；中，部位；迟者，正气虚弱。

不可发汗：不可仅用汗法，但可与汗法结合应用。

何以知然：何，为什么；以，凭也；知，知道；然，这些。

以荣气不足：以，因为；荣，营也；不足，虚弱。

血少故也：血，阴血；少，不足，虚弱。

【原文】 脉浮者，病在表，可发汗，宜麻黄汤。（51）

【语译】 病人脉浮，病变部位在表是太阳伤寒证，可使用发汗方法，其治可选用麻黄汤。

【注释】

脉浮：仲景以脉浮以强调病变部位在表，以脉浮代太阳病的基本脉证。

病在表：在表为太阳伤寒证。

可发汗：根据病变证机与病证表现可选用发汗方药。

麻黄汤：既可辨治以脉浮为主，又可辨治以脉浮紧为主，临证必须辨清其病变证机是卫闭营郁。

【原文】 脉浮而数者，可发汗，宜麻黄汤。（52）

【语译】 病人脉浮而数，根据病证表现应使用发汗方药，可选用麻黄汤。

【注释】

脉浮而数者：其病变证机是素体阳气偏盛，风寒侵袭太阳营卫，卫气抗邪，且阳盛抗邪尚未化热，气血涌动而为脉浮数。阳气偏盛而未化热辨治要点是舌质淡红、苔薄白；若阳气偏盛而化热，舌质偏红、苔薄黄，其治不能用麻黄汤。

【原文】

病常自汗出，此为荣气和，荣气和者，外不谐，以卫气不共荣气谐和故尔；以荣行脉中，卫行脉外，复发其汗，荣卫和则愈，宜桂枝汤。（53）

【语译】

病人经常汗出，这是营气尚能和调于内，营气尚能和调于内，且因卫气不能和谐于外，卫气不能守护供给营气谐和于内的缘故。因营气独自行于经脉之中，卫气独自行于经脉之外，病变本有汗出，其治可使用发汗方药，使营卫之气因发汗而和谐则病愈，其治可选用桂枝汤。

【注释】

病常自汗出：病，病人；常，经常；自汗出，汗出原因起于内而非因于外感。

荣气和：荣气，营气；和，和谐，且不与卫气谐和。

外不谐：外，卫气；卫气不能和谐守护营气。

以卫气不共荣气谐和故尔：不共，不能守护供给；荣气，营气；故尔，缘故。

荣行脉中：营气未能和谐卫气而独自行于经脉之中。

卫行脉外：卫气未能和谐营气而独自行于经脉之外。

复发其汗：复，再也。自汗出者伤营卫，发汗者能使营卫和谐。

桂枝汤：既能辨治外感太阳中风证，又能辨治杂病营卫不和证。

【原文】 病人脏无他病，时发热，自汗出而不愈者，此卫气不和也，先其时发汗则愈，宜桂枝汤。（54）

【语译】 病人脏腑没有其他病变，只是有时发热，汗出后病证仍在，病变证机是卫气不和的缘故，治疗应在未发热汗出之前先服用药物，则病可向愈，可选用桂枝汤。

【注释】

病人脏无他病：脏，脏腑；无他病，没有其他脏腑疾病。

时发热：时，按时；发热，自觉发热，或体温略有升高。

自汗出而不愈：自，病起源于营卫不和，而不是外感之邪；汗出，汗愈出愈伤营卫，故病不愈。

卫气不和也：病变证机虽在营卫，但主要在卫气不和。

先其时发汗则愈：先，病证发作之前；其时，病证发作之时；发汗，使用发汗方药。

第一章 辨太阳病脉证并治

【原文】 伤寒，脉浮紧，不发汗，因致衄者，麻黄汤主之。（55）

【语译】 太阳病的表现有脉浮紧，由于没有使用发汗方药，所以出现鼻出血，其治可选用麻黄汤。

【注释】

伤寒：太阳病，太阳伤寒证。

脉浮紧：以脉代证，不可局限于脉浮紧而忽视其他相关病证表现。

不发汗：不，没有；发汗，使用发汗方药。

因致衄者：因，所以；致，出现；衄，流鼻血。病变证机是邪伤脉络，脉络不固。

麻黄汤：既可辨治鼻涕清稀，又可辨治鼻衄血，但其病变证机必须是寒气郁闭太阳，郁伤脉络。

【原文】 伤寒，不大便六七日，头痛有热者，与承气汤；其小便清者，知不在里，仍在表也，当须发汗；若头痛者，必衄，宜桂枝汤。（56）

【语译】 感受外邪而为太阳病或阳明病，不大便六七天，头痛，身热，若病变证机是阳明热结，其治可选用承气汤；假如病人小便正常，则知病变不是阳明热结证，乃为太阳病，其治当采用发汗方法；若病人头痛，伴有鼻出血，根据病证表现是太阳中风证或桂枝汤证，其治可选用桂枝汤。

【注释】

伤寒：广义"伤寒"，指太阳病或阳明病。

不大便六七日：病变证机在太阳是营卫不和，在阳明是热结不通。

头痛：病变证机在太阳是营卫经气不通，在阳明是浊热上攻上扰。

有热：病变证机在太阳是营卫与邪相争之发热，在阳明是内热熏蒸于外。

与承气汤：因病变证机可选择承气汤类，或大承气汤，或小承气汤，或调胃承气汤，或桃核承气汤等。

小便清者：清，正常，即小便正常。

知不在里：知，知道，明白；里，阳明热结证，所以知道病变不是阳明热结证。

必衄：必，此处指可能；衄，流鼻血。

桂枝汤：既可辨治以头痛为主，又可辨治以鼻出血为主，更可辨治不大便，但必须审明病变证机是卫强营弱。

【原文】 伤寒，发汗已解，半日许复烦，脉浮数者，可更发汗，宜桂枝汤。（57）

【语译】 太阳病或太阳伤寒证，其治当用发汗方药或麻黄汤，服药后病证得以解除，但半天左右诸症又复发，更增心烦，脉浮数或无力，其治当再次使用发汗方法，根据症状表现可用桂枝汤。

【注释】

伤寒：太阳病，或太阳伤寒证。

发汗已解：发汗，使用发汗方法；已解，太阳病已解除，或太阳伤寒证得解。

半日许复烦：半日，约略之辞；许，左右；烦，心烦，或病证复发。

脉浮数：若脉浮数有力，正气不虚，其治用麻黄汤；若脉浮数无力，正气虚弱，虽为太阳伤寒证，但其治不可再用麻黄汤，可改用桂枝汤。

可更发汗：更，再次使用。

桂枝汤：既可辨治太阳中风证，又可辨治太阳伤寒夹虚证。

【原文】 凡病，若发汗，若吐，若下，若亡血，亡津液，阴阳自和者，必自愈。（58）

【语译】 在临床中无论是外感病，还是内伤病，无论是内外夹杂性疾病，还是内伤夹杂性疾病，根据病变证机及症状或先用汗法，或先用吐法，或先用下法，或是血虚病变，或是津亏病变，治病的最终目的都是阴阳之气趋于协调统一平衡，则病必痊愈。

【注释】

凡病：凡，诸多；病，外感病、内伤病、内外夹杂性疾病、内伤夹杂性疾病。

若发汗：内外夹杂性病变，以表证为主。

若吐：内外夹杂性病变、内伤夹杂性病变，病变以可吐证为主。

若下：内外夹杂性病变、内伤夹杂性病变，病变以可下证为主。

若亡血：亡，大虚，损伤；其病变证机是血虚，或外伤出血而虚。

亡津液：亡，损伤，病变证机是阴津损伤。

阴阳自和：疾病痊愈的机制是阴阳趋于和谐，达到阴平阳秘的目的。

【原文】 大下之后，复发汗，小便不利者，亡津液故也，勿治之，得小便利，必自愈。（59）

【语译】 病是内外夹杂性病变，在里是可下证，在表是太阳病，以里证为主，治里应先用下法，且不能用之太过，大下后又用汗法治表，汗下之后，若小便不利，这是因用汗下不当而损伤阴津，对此不能用利小便的方法，若阴津恢复则小便通利，病可向愈。

【注释】

大下之后：大下，病证比较重，但不可盲目大下。

复发汗：复，重复，多次。太阳病虽重，当发汗且不可盲目重复发汗。

小便不利者：阴津因用汗下而被损伤。

亡津液故也：亡，损伤，亏虚。

勿治之：勿，不要。即不要用利小便的方法，其治可用滋补阴津的方药。

得小便利：病变证机是阴津损伤得到恢复即小便通利。

必自愈：必，此处指可也；自愈，自我恢复。

【原文】 下之后，复发汗，必振寒，脉微细；所以然者，以内外俱虚故也。（60）

【语译】 病是内外夹杂性病变，在里是可下证，在表是太阳病，以里证为主，先用下法后用汗法，因治未能恰到好处而引起病证发生变化，必有振慄而寒，脉微细；之所以出现这些病证，是由内外之气俱虚所致。

【注释】

下之后：内外夹杂性病变，以里证为主。

复发汗：复，又也。

必振寒：必，必定。病人本有阳虚，且因用下用汗又加重阳虚。

脉微细：脉微，指阳虚；细，指阴虚。病变证机是阴阳俱虚。

以内外俱虚故也：内外，即表里、阴阳。

【原文】 下之后，复发汗，昼日烦躁不得眠，夜而安静，不呕，不渴，无表证，脉沉微，身无大热者，干姜附子汤主之。（61）

【语译】 病是内外夹杂性病变，以里证为主，里证是可下证，用下法之后又用汗法治其表，病人白天烦躁不得安宁，夜间安静如常人，没有呕吐和口渴，汗后太阳病得解，脉沉微，身体没有明显发热，其治可选用干姜附子汤。

【注释】

下之后：指出现内外夹杂性病变，以里证为主。

复发汗：复，多次，又也。

昼日烦躁不得眠：昼日，白天；眠，安宁。病变证机是阳虚得自然阳气之助，正气积力抗邪，此时正邪斗争比较明显，则烦躁不得安宁。

夜而安静：安静不是病情好转，而是夜为阴，阳气虚弱，与邪气斗争不明显，症状表现趋于缓解。另外，安静代表欲寐症状表现。

身无大热：身体轻微发热，或身体自觉发热，或体温略有升高；病变证机是阳气虽虚，但仍能抗邪。

干姜附子汤：干姜附子汤既可辨治肾阳虚证，又可辨治脾阳虚证、心阳虚证等。

【方药】 干姜附子汤

干姜一两（3g）　附子生用，去皮，切八片，一枚（5g）

上二味，以水三升，煮取一升，去滓。顿服。

【药解】 方中干姜温阳散寒。生附子温壮阳气，驱逐阴寒。方药煎煮顿服，以使药力迅速发挥，达到预期治疗效果。

【药理】 具有强心，调节心律、呼吸中枢，对平滑肌双向调节，改善微循环，调节体温中枢神经、内分泌，增强机体免疫功能，抗惊厥等作用。

【原文】 发汗后，身疼痛，脉沉迟者，桂枝加芍药生姜各一两人参三两新加汤主之。（62）

【语译】 病是内外夹杂性病变，以太阳病为主，治用发汗方法，汗后身体疼痛，脉沉迟者，其治当选用桂枝加芍药生姜各一两人参三两新加汤。

【注释】

发汗后：内外夹杂性病变，发汗后的病证表现。

身疼痛：病变证机既有太阳营卫虚弱而不得滋养，又有素体阴血亏虚而不得滋荣。

脉沉迟：脉沉，在里有营血虚；迟，病变证机以寒为

《伤寒论》白话解

主。

桂枝加芍药生姜各一两人参三两新加汤：既可辨治内外夹杂性病变，又可辨治营血虚证。

【方药】 桂枝新加汤（桂枝加芍药生姜各一两人参三两新加汤）

桂枝去皮，三两（9g） 芍药四两（12g） 生姜切，四两（12g） 甘草炙，二两（6g） 人参三两（9g） 大枣擘，十二枚

上六味，以水一斗二升，煮取三升，去滓。温服一升。本云：桂枝汤，今加芍药、生姜、人参。

【药解】 方中桂枝解肌散寒，调和营卫。芍药益营补血。人参补益中气，调营养卫。生姜用量至12g，既助桂枝解肌散寒、调和营卫，又制约芍药（用量至12g）益营而不敛邪。甘草、大枣，益气和中，调和营卫。

【药理】 具有增强机体免疫功能，改善微循环，强心，调节心律、内分泌，抗心脑缺氧，抗心肌缺血，抗过敏，解热，消炎，抗菌等作用。

【原文】 发汗后，不可更行桂枝汤，汗出而喘，无大热者，可与麻黄杏仁石膏甘草汤。（63）

【语译】 病是内外夹杂性病变，以太阳中风证为主，服用桂枝汤，表证得解或居次，其治不能再用桂枝汤，病人汗

出、气喘，身体没有明显发热，其治可选用麻黄杏仁石膏甘草汤。

【注释】

发汗后：用桂枝汤发汗后。

不可更行桂枝汤：更，再也；行，用也。病变有类似桂枝汤证。

无大热：肺热郁于里而不能外达，或肺热因汗出而泄。

【方药】 麻黄杏仁石膏甘草汤

麻黄去节，四两（12g）　杏仁去皮尖，五十个（8.5g）　甘草炙，二两（6g）　　石膏碎，绵裹，半斤（24g）

上四味，以水七升，煮麻黄，减二升，去上沫，内诸药，煮取二升，去滓。温服一升。本云，黄耳杯。

【药解】 方中麻黄与石膏相用，尤其是石膏用量倍于麻黄，既清泻郁热，又制约麻黄宣肺而不助热；麻黄既宣发肺气，又制约石膏清泻而不寒凝。杏仁肃降肺气，与麻黄相用，一宣一降，调理肺气。甘草益肺气，使宣发降泄而不伤肺气。

【药理】 具有解除支气管平滑肌痉挛，调节支气管腺体分泌，解热，抗过敏，增强机体免疫功能，抗菌，抗病毒，抗过敏，抗氧化，强心，改善微循环，调节血压等作用。

【原文】 发汗过多，其人叉手自冒心，心下悸，欲得按

者，桂枝甘草汤主之。（64）

【语译】 病是内外夹杂性病变，以表证为主，其治当发汗且不当发汗太过，汗后病人用手交叉按揉心胸部，心下悸，喜欢用手按揉心胸，其治可选用桂枝甘草汤。

【注释】

发汗过多：内外夹杂性病变，治表当兼顾于里，否则可能引起汗出较多。

叉手自冒心：叉手，交叉用手；自，自己；冒，盖蒙，按揉；心，心胸，或胃脘。

心下悸：心下，心中，或胃脘；悸，悸动不安。心中悸动不安，或胃中筑筑然悸动。

欲得按者：欲，常常；得，得到，喜欢。

【方药】 桂枝甘草汤

桂枝去皮，四两（12g）　甘草炙，二两（6g）

上二味，以水三升，煮取一升，去滓。顿服。

【药解】 方中桂枝温通心阳，益气和中。甘草补益心气，与桂枝相用，温阳益气，辛甘化阳补阳。

【药理】 具有强心，改善微循环，增强机体免疫功能，调节内分泌，抗抑郁，调节睡眠中枢神经，抗心肌缺血，抗心脑缺氧等作用。

【原文】 发汗后，其人脐下悸者，欲作奔豚，茯苓桂枝

大枣甘草汤主之。（65）

【语译】 病是内外夹杂性病变，以表证为主，汗后病人脐下悸动，似有欲作奔豚状，其治可选用茯苓桂枝大枣甘草汤。

【注释】

发汗后：太阳病趋于缓解或解除。

脐下悸者：脐下肌肉筑筑然跳动。

欲作奔豚：病人自觉欲有浊气上冲心胸。

茯苓桂枝大枣甘草汤：本方既可辨治欲作奔豚证，又可辨治脾胃气虚证。

【方药】 茯苓桂枝大枣甘草汤

茯苓半斤（24g） 桂枝去皮，四两（12g） 甘草炙，二两（6g） 大枣擘，十五枚

上四味，以甘烂水一斗，先煮茯苓，减二升，内诸药，煮取三升，去滓。温服一升，日三服。作甘烂水法，取水二斗，置大盆内，以杓扬之，水上有珠子五六千颗相逐，取用之。

【药解】 方中茯苓淡渗利水，健脾益肾。桂枝温阳化气，气化水气。大枣、甘草，补益中气，使脾能制水，肾能主水。

【药理】 具有调节心功能、心律，增强心肌收缩力，改善肾功能，调节水液代谢，调节肾上腺皮质功能，调节内分

泌，抗自由基，增强机体免疫功能，消炎等作用。

【原文】 发汗后，腹胀满者，厚朴生姜半夏甘草人参汤主之。（66）

【语译】 病是内外夹杂性病变，在表是太阳病，在里是脾胃气虚气滞证，以表证为主，治当发汗，汗后表证得解，以脘腹胀满为主，其治可选用厚朴生姜半夏甘草人参汤。

【注释】

腹胀满者：腹，胃腹部；胀满，疼痛，拘急。

厚朴生姜半夏甘草人参汤：既可辨治以腹胀为主，又可辨治以胃胀为主。

【方药】 厚朴生姜半夏甘草人参汤

厚朴炙，去皮，半斤（24g）　生姜切，半斤（24g）　半夏洗，半升（12g）　甘草炙，二两（6g）　人参一两（3g）

上五味，以水一斗，煮取三升，去滓。温服一升，日三服。

【药解】 方中厚朴下气除满，行气消胀。生姜宣散滞气，降逆消食。半夏醒脾降浊，开结行滞，行气除满。人参温补脾胃。甘草补中气，和脾胃。

【药理】 具有调节胃肠道蠕动，保护胃肠黏膜，调节消化酶、胃肠神经、水电解质代谢，促进新陈代谢，抗胃溃疡，抗氧化，增强机体免疫功能，降血脂，抗抑郁等作用。

【原文】 伤寒，若吐，若下后，心下逆满，气上冲胸，起则头眩，脉沉紧；发汗则动经，身为振振摇者，茯苓桂枝白术甘草汤主之。（67）

【语译】 病是内外夹杂性病变，在表是太阳病，在里是可吐证或可下证，以里证为主，治用吐下，病人出现心下撑胀满闷，自觉胃脘浊气上冲心胸，上冲于头则头晕目眩，脉沉紧；病变仍以里证为主，其治不可发汗，若逆而用之，则会更加损伤筋脉，身体颤动，站立不稳，其治可选用苓桂术甘汤。

【注释】

伤寒：感受外邪而演变为内外夹杂性病变。

若吐：病以里证为主，可能与太阳病或可下证相兼。

若下后：病以里证为主，可能是太阳病或可吐证相兼。

心下逆满：心下，胃脘；逆，撑胀；满，满闷。

气上冲胸：气，浊气；上，胃气上逆；胸，心胸。

起则头眩：起，站立，引申为上冲；头眩，头晕目眩。

发汗则动经：动，损伤；经，筋脉。

身为振振摇者：振振，颤动；摇，站立不稳。

【方药】 苓桂术甘汤

茯苓四两（12g）　桂枝去皮，三两（9g）　白术　甘草各二两（6g）

上四味，以水六升，煮取三升，去滓。分温三服。小便则利（《金匮要略》第十二 16）。

【药解】 方中茯苓能补能泻，补则益中气，泻则利饮邪。桂枝温阳化气，平冲降逆，气化饮邪。白术健脾燥湿，温胃化饮。甘草补益中气。

【药理】 具有调节胃肠道蠕动，保护胃肠黏膜，强心，调节心律，改善心脑血管，改善微循环，调节腺体分泌，促进新陈代谢，抗胃溃疡，抗氧化，抗心肌缺血，增强机体免疫功能，改善心肺肝肾功能，对中枢神经双向调节，降血糖，保肝利胆，促进骨质代谢等作用。

【原文】 发汗，病不解，反恶寒者，虚故也，芍药甘草附子汤主之。（68）

【语译】 病是内外夹杂性病变，以太阳病为主，治当发汗，汗后病不仅不解，反而更有恶寒加重，这是正气虚弱的缘故，其治可选用芍药甘草附子汤。

【注释】

发汗：内外夹杂性病变，以表证为主。

病不解：内外夹杂性病变仍不解。

反恶寒者：病变证机是阳虚不得温煦，故反有恶寒。

虚故也：虚，阴阳俱虚；故，缘故。

芍药甘草附子汤：既可辨治阴阳两虚证，又可辨治气血两虚夹寒证。

【方药】 芍药甘草附子汤

芍药　甘草炙,各三两（9g）　附子炮,去皮,破八片,一枚（5g）

上三味,以水五升,煮取一升五合,去滓。分温三服。

【药解】 方中芍药与甘草相用,酸甘化阴以养阴,补血而生血。附子与甘草相用,辛甘化阳以补阳。方药养阴补阳,阳中有阴,阴中有阳,阴阳并补。

【药理】 具有解除平滑肌及骨骼肌痉挛,调节中枢神经、周围神经,调节心律,强心,改善微循环,调节内分泌,增强机体免疫功能,镇痛,镇静,抗惊厥,改善甲状腺功能等作用。

【原文】 发汗,若下之,病仍不解,烦躁者,茯苓四逆汤主之。（69）

【语译】 病是内外夹杂性病变,以太阳病为主,发汗使太阳病邪从汗出而解,假如在里有可下证,治用下法,下后病证仍在,以烦躁为主,其治可选用茯苓四逆汤。

【注释】

发汗:使用发汗方药最好能兼顾里证。

若下之:可下证有寒结证和热结证,辨治必须审明病变证机。

病仍不解:不是表证没有解除,而是里证未能解除,用下不当而加重里证。

烦躁者：病变证机是阳虚不能固护心神，心神躁动。

茯苓四逆汤：既可辨治以阳虚烦躁为主，又可辨治以阳虚失眠为主，更可辨治以阳虚嗜卧为主。

【方药】 茯苓四逆汤

茯苓四两（12g） 人参一两（3g） 附子生用，去皮，破八片，一枚（5g） 甘草炙，二两（6g） 干姜一两半（4.5g）

上五味，以水五升，煮取三升，去滓。温服七合，日三服。

【药解】 方中附子温壮肾阳。干姜温阳和中。人参大补元气，和阴养津，安精神，定魂魄。茯苓健脾益气，宁心安神。甘草益气，与附子、干姜相用，温阳之中以补阳。

【药理】 具有强心，抗休克，调节心律，抗心肌缺血，抗心脑缺氧，调节血压，抗自由基，增强机体免疫功能，抗衰老，改善微循环，调节内分泌，调节糖代谢，抗基因突变，防治动脉粥样硬化，消炎，抗过敏等作用。

【原文】 发汗后，恶寒者，虚故也；不恶寒，但热者，实也，当和胃气，与调胃承气汤。（70）

【语译】 病是内外夹杂性病变，以表证为主，先使用发汗方药，恶寒症状比较明显者，这是阳气虚弱的缘故；若无恶寒，仅有身体发热，这是实热内结的缘故，其治当调和肠胃之气，可选用调胃承气汤。

【注释】

但热者：但，仅仅；热，病证表现是发热。病变证机是郁热。

实也：病变证机以郁热内结阳明为主。

当和胃气：当，应当；和，调和；胃气，肠胃之气。

调胃承气汤：既可辨治阳明大肠热证，又可辨治阳明胃热证，更可辨治肠胃郁热证。

【原文】 太阳病，发汗后，大汗出，胃中干，烦躁不得眠，欲得饮水者，少少与饮之，令胃气和则愈。若脉浮，小便不利，微热，消渴者，五苓散主之。（71）

【语译】 病是内外夹杂性病变，以太阳病为主，治当发汗且不能大发汗，大汗则损伤胃中津液，病人烦躁不得眠，口干欲饮水，其治可选用稍稍饮水的方法，以滋润阴津，使胃津得复，病可向愈。假如脉浮，小便不利，身有微热，饮水多且又不能解渴，其治当利小便，发汗，可选用五苓散。

【注释】

太阳病：太阳病的基本证型有12个。

大汗出：当发汗且不能大发，汗大出则伤阴津。

胃中干：干，干燥，亦即胃中津液因汗出而损伤。

烦躁不得眠：烦躁，病变证机是胃热津伤，热扰心神；不得眠，失眠。病变证机是胃热上扰，阴津不得滋养。

少少与饮之：稍稍饮水以滋荣胃津，或选用滋补阴津方药。

令胃气和则愈：令，使也；胃气，胃中津液；和，调和，阴津恢复。

脉浮：太阳病未解，正气仍抗邪于外，但未必尽主太阳病。

小便不利：里有气化不利，水气内停。

微热：轻微发热，即太阳病仍在，正邪相争。

消渴：饮水多且又不解渴，病变证机是气化不利，阴津不得上承。

五苓散：既可辨治内外夹杂性病变以水气为主，又可辨治内伤三焦夹杂性水气病变。

【原文】　发汗已，脉浮数，烦渴者，五苓散主之。（72）

【语译】　病是内外夹杂性病变，病变以太阳病为主，其治先用发汗方药，发汗后病人脉浮数，心烦口渴更甚于前，辨清病变仍是内外夹杂性病变，其治可选用五苓散。

【注释】

发汗已：内外夹杂性病变，已经使用发汗方药。

脉浮数：既代表太阳中风证脉浮数，又代表上焦水气证脉浮数。

烦渴者：既表示心烦，口渴，又表示口渴非常明显。

【原文】 伤寒，汗出而渴者，五苓散主之；不渴者，茯苓甘草汤主之。（73）

【语译】 病是内外夹杂性病变，以里证为主，汗出，口渴者，其治可选用五苓散；汗出，不渴者，其治可选用茯苓甘草汤。

【注释】

伤寒：感受外邪，外邪乘机传入脾胃。

汗出而渴者：汗出，表证未除；渴，水气内停，阻遏气机，气不化津，津不上承。

不渴者：病变证机是阳气郁遏，水气内停。

【方药】 茯苓甘草汤

茯苓二两（6g）　桂枝去皮，二两（6g）　甘草炙，一两（3g）生姜切，三两（9g）

上四味，以水四升，煮取二升，去滓。分温三服。

【药解】 方中茯苓健脾益气，通阳渗湿。甘草补益中气。桂枝温胃通阳，气以化水。生姜温胃醒脾，宣散水气。

【药理】 具有调节水电解质代谢、胃肠道蠕动，保护胃肠黏膜，强心，调节心律，改善心脑血管，改善微循环，调节呼吸中枢，改善肺肾功能，调节腺体分泌，促进新陈代谢，抗胃溃疡，抗氧化，抗心肌缺血，增强机体免疫功能，降血脂等作用。

【原文】 中风发热，六七日不解而烦，有表里证，渴欲饮水，水入则吐，名曰水逆，五苓散主之。（74）

【语译】 病是内外夹杂性病变，在表有太阳中风证之发热，病于六七日仍在，且又有心烦，这是内外夹杂性病变的表现，在里有口渴欲饮水，饮水入口则吐，这样的病证叫作水逆，其治可选用五苓散。

【注释】

中风发热：中风，即太阳中风证；发热，正邪斗争的表现。

六七日不解而烦：六七日，本为疾病向愈日期而未愈；烦，心烦，或病证更甚于前。

有表里证：在表有太阳中风证，在里有中焦水气证。

水入则吐：水气内停，阻遏阳气不能气化水津，水津不得上承，饮水又加剧水气内停，两水相恶而上逆则吐。

名曰水逆：水逆，渴欲饮水，水入则吐。

【原文】 未持脉时，病人手叉自冒心，师因教试，令咳，而不咳者，此必两耳聋无闻也。所以然者，以重发汗，虚故如此。发汗后，饮水多，必喘；以水灌之，亦喘。

（75）

【语译】 在未诊脉之前，病人用双手交叉按揉心胸部，医生根据病证表现让病人做一些试验性动作，咨询病人有没有咳嗽，病人没有回答是否有咳嗽，这必定是两耳聋未能听到的缘故。之所以会有耳聋，是因为多次使用发汗方法而致，这是心阳虚的缘由。

病是内外夹杂性病变，在表有太阳病，在里有肺寒证，以表证为主，治当发汗，发汗后若饮水多，必定加剧喘证；若盲目用水浇洗，亦可能加剧喘证。

【注释】

未持脉时：未，没有；持，诊脉。

师因教试：师，医生；因，根据；教，做也；试，一些试验性动作。

令咳：令，咨询，询问；咳，咳嗽。

而不咳者：而，反而；不，未能回答。

此必两耳聋无闻也：必，必定；无闻，没有听到。

以重发汗：重，多次，太过。

虚故如此：虚，心阳虚；故，缘由。

发汗后：以太阳病为主，使用发汗方药后，或太阳病解除，或居次要方面。

饮水多：肺为水之上源，肺不能通调水道，饮水多则加剧喘证。

必喘：必，此处指可能；喘，肺有宿疾。

以水灌之：灌，以水浇洗，用水喷洒，用水洗淋。

【原文】 发汗后，水药不得入口为逆；若更发汗，必吐下不止。发汗，吐，下后，虚烦，不得眠，若剧者，必反复颠倒，心中懊憹，栀子豉汤主之；若少气者，栀子甘草豉汤主之；若呕者，栀子生姜豉汤主之。（76）

【语译】 病是内外夹杂性病变，在表是太阳病，在里是脾胃虚弱证，以表证为主，治表应兼顾于里，如未能如此而损伤脾胃之气，病人出现水药不能入口，这是治疗失误所引起的；对此若未能审明病变证机，再次盲目地使用发汗方药，必定会引起上吐下泻且不能自止的症状。

病是内外夹杂性病变，以太阳病为主，治用汗法，汗后用吐法或下法治其里，病人心烦、失眠，严重者必定起卧不安，翻来覆去，心中烦闷无可奈何，其治可选用栀子豉汤；如果夹有气虚者，其治可选用栀子甘草豉汤；如果夹有胃气上逆者，其治可选用栀子生姜豉汤。

【注释】

发汗后：发汗方药虽能解除表证，但使用不当则会加重里证。

水药不得入口为逆：水，饮食；药，治疗方药；入口，入胃中；逆，因治疗失误引起的病证。

若更发汗：更，再次。

必吐下不止：吐，呕吐；下，泻下；不止，病情较重且不能自止。

发汗：内外夹杂性病变，以太阳病为主。

吐：内外夹杂性病变，在里是可吐证或类似可吐证。

下后：内外夹杂性病变，在里是可下证或类似可下证。

虚烦：虚，无形；烦，心烦。无形邪热扰于心之心烦。

不得眠：失眠，病变证机是邪热扰动心神。

若剧者：病变较重，病证较重。

必反复颠倒：必，一定，必定；反复，反反复复；颠倒，卧起不安，翻来覆去。

心中懊憹：心中烦闷不舒，似有无可奈何，莫名其状。

若少气者：热扰胸膈证兼有气虚。

若呕者：热扰胸膈兼有胃气上逆。

栀子豉汤：运用栀子豉汤应重视随症变化用药。

【方药1】 栀子豉汤

栀子擘，十四个（14g）　　香豉绵裹，四合（10g）

上二味，以水四升，先煮栀子，得二升半，内豉，煮取一升半，去滓。分为二服，温进一服。得吐者，止后服。

【药解】 方中栀子清透郁热，解郁除烦，泻上焦之热从小便而去。香豉气味清轻，宣散郁热从表而散，和中益胃，防止清泻伤中。

【药理】 具有保肝利胆，促进胆汁分泌，降低血中胆红素，解热，消炎，抗菌，抗病毒，抗支原体，抗过敏，抗血吸虫，镇静，镇痛，抗胆碱能抑制，抗自由基，降低心肌收缩力，降血压，降血糖，增强纤维蛋白溶解活性，防止动脉粥样硬化和血栓形成，促进血小板聚集，调节内分泌，调节中枢神经等作用。

【方药2】 栀子甘草豉汤

栀子擘，十四个（14g）　香豉绵裹，四合（10g）　甘草炙，二两（6g）

上三味，以水四升，先煮栀子、甘草，得二升半，内豉，煮取一升半，去滓。分二服，温进一服。得吐者，止后服。

【药解】 方中栀子清透郁热，解郁除烦，泻上焦之热从小便而去。香豉气味清轻，宣散郁热从表而散，和中益胃，防止清泻伤中。若少气者，以甘草补气和中。

【药理】 同栀子豉汤。

【方药3】 栀子生姜豉汤

栀子擘，十四个（14g）　香豉绵裹，四合（10g）　生姜五两（15g）

上三味，以水四升，先煮栀子、生姜，得二升半，内豉，煮取一升半，去滓。分二服，温进一服。得吐者，止后服。

【药解】 方中栀子清透郁热，解郁除烦，泻上焦之热从小便而去。香豉气味清轻，宣散郁热从表而散，和中益胃，防止清泻伤中。若呕吐者，以生姜降逆止呕。

【药理】 同栀子豉汤。

【原文】 发汗，若下之，而烦热，胸中窒者，栀子豉汤主之。（77）

【语译】 病是内外夹杂性病变，以太阳病为主，发汗以解太阳，用下法以除里证，但病人仍有心胸烦热，胸中窒塞不通，其治可选用栀子豉汤。

【注释】

发汗：内外夹杂性病变，以太阳病为主。

若下之：若，假如太阳病得解；下之，使用下法治其里。

而烦热：而，如果；烦，心烦；热，胸中热。

胸中窒者：窒，阻塞不通。

栀子豉汤：既可辨治以心中懊侬为主，又可辨治以胸中窒塞为主，临证贵在审明病变证机。

【原文】 伤寒五六日，大下之后，身热不去，心中结痛者，未欲解也，栀子豉汤主之。（78）

【语译】 病是内外夹杂性病变，以里证为主，治用下法，下后有形热结已去，无形之热仍在，心胸郁结疼痛，这是无形之郁热尚未解除，其治可选用栀子豉汤。

【注释】

伤寒五六日：太阳病邪乘机传入并加重里证，五六日是约数。

大下之后：大下者，在里是热结重证，治当用下法，切不当用下太过。

心中结痛：心，心胸；结，阻塞不通。

未欲解也：未，尚未。

【原文】 伤寒，下后，心烦，腹满，卧起不安者，栀子厚朴汤主之。（79）

【语译】 病是内外夹杂性病变，在里是可下证，以里证为主，用下法之后，病人心烦，腹满，起卧不安，其治可选用栀子厚朴汤。

【注释】

伤寒：太阳病邪乘机传入于里并加重里证。

下后：病以里证为主，在里是可下证，治当用下法。

卧起不安者：卧，躺卧；起，站立；不安，不宁。

栀子厚朴汤：辨治病变证机是郁热与浊气相结，治在行气清热。

【方药】 栀子厚朴汤

栀子擘，十四个（14g）　厚朴炙，去皮，四两（12g）　枳实水浸，炙令黄，四枚（4g）

上三味，以水三升半，煮取一升半，去滓。分二服，温进一服。得吐者，止后服。

【药解】　方中栀子清泻郁热，降泄结气。枳实破结气，消胀满，和胃气。厚朴消胀除满，行气下气。

【药理】　具有调节胃肠道蠕动，促进消化，保肝利胆，促进胆汁分泌，降低血中胆红素，解热，消炎，抗菌，抗病毒，抗支原体，抗过敏，抗血吸虫，镇静，镇痛，抗胆碱能抑制，抗自由基，降低心肌收缩力，降血压，降血糖，增强纤维蛋白溶解活性，防止动脉粥样硬化和血栓形成，促进血小板聚集，调节内分泌，调节中枢神经，增强机体免疫功能等作用。

【原文】　伤寒，医以丸药大下之，身热不去，微烦者，栀子干姜汤主之。（80）

【语译】　病是内外夹杂性病变，在表是太阳病，在里是可下证，以里证为主，医生用丸药大下之，下后身热仍在，心胸中微微烦闷，其治可选用栀子干姜汤。

【注释】

伤寒：太阳病邪乘机传入并加重里证。

医以丸药大下之：医，医生；以，用；丸药，具有泻下功效的丸药；大，用药量比较大；下之，使用下法治疗里证。辨里证必须辨清病是可下证，或是类似可下证。

身热不去：有形之热已除，无形之热仍在。

微烦：微，轻微；烦，烦闷。

【方药】 栀子干姜汤

栀子擘，十四枚（14g）　干姜二两（6g）

上二味，以水三升半，煮取一升半，去滓。分二服，温进一服。得吐者，止后服。

【药解】 方中栀子清泻郁热。干姜温阳散寒，暖脾阳，一温一寒，温以散下寒，寒以清上热。

【药理】 具有调节胃肠道蠕动，保护胃肠黏膜，抗胃溃疡，抗氧化，抗心肌缺血，增强机体免疫功能，改善心肺肝肾功能，降血糖，降血脂，消炎，抗病毒，抗过敏，抗真菌等作用。

【原文】 凡用栀子汤，病人旧微溏者，不可与服之。（81）

【语译】 凡是用栀子豉汤，若病变证机夹有寒邪之大便微溏，其治不可单用栀子豉汤。

【注释】

凡用栀子汤：凡，凡是；栀子汤，栀子豉汤。病变证机是热扰胸膈。

病人旧微溏者：热证夹有寒邪之大便溏泄。

不可与服之：不可，此处指不可单独用，并非不能用；服之，服用栀子豉汤。病变是寒热夹杂证。

【原文】 太阳病，发汗，汗出不解，其人仍发热，心下悸，头眩，身𥆧动，振振欲擗地者，真武汤主之。（82）

【语译】 病是内外夹杂性病变，以太阳病为主，治当发汗，汗后表证仍在，仍有发热，心下悸，头晕目眩，身体肌肉颤动，肢体站立不稳欲倒于地，其治可选用真武汤。

【注释】

发汗：使用发汗方药最好能兼顾里证。

汗出不解：发汗未能达到预期治疗目的。

其人仍发热：太阳病证仍在。

心下悸：病变证机是水气凌心。

头眩：头晕目眩，病变证机是水气上凌于头。

身𥆧动：身体肌肉颤动。

振振欲擗地者：身体震颤欲倒于地，病变证机是阳气虚弱，水气充斥肌肉营卫。

真武汤：既可辨治心肾阳虚水气证，又可辨治脾肾阳虚水气证。

【原文】 咽喉干燥者，不可发汗。（83）

【语译】 病是内外夹杂性病变，以咽喉干燥为主，即使病以表证为主，其治也不能仅用发汗方药，其治当兼顾阴虚。

【注释】

咽喉干燥者：病变证机是阴津损伤。

不可发汗：不能仅用发汗方药，可与汗法结合应用。

【原文】 淋家，不可发汗，发汗必便血。（84）

【语译】 病是内外夹杂性病变，在里有淋病，在表有太阳病，即使以表证为主，其治不能仅用发汗方药，用之则会损伤脉络引起小便夹血。

【注释】

淋家：淋，小便不利；家，日久不愈。

不可发汗：不能仅用发汗方药，使用发汗药必须兼顾淋病。

发汗必便血：发汗，仅用发汗方药；必，此处指可能；便血，小便夹血。

【原文】 疮家，虽身疼痛，不可发汗，发汗则痉。（85）

【语译】 疮疡日久不愈，有类似太阳病或与太阳病相兼，虽有身体疼痛（即使以太阳病为主），但其治不能仅用发汗方法，若仅用汗法则会引起筋脉抽搐挛急或僵硬。

【注释】

疮家：疮，疮疡；家，日久不愈。

不可发汗：疮疡病证表现有类似太阳病，不能用汗法；疮疡与太阳病相兼，不能仅用汗法。

发汗则痉：痉者，筋脉抽搐挛急或僵硬。

【原文】 衄家，不可发汗，汗出必额上陷脉急紧，直视不能眴，不得眠。（86）

【语译】 病是内外夹杂性病变，在里是阴血虚证，病变即使以太阳病为主，其治不可仅用发汗方法，如果仅用发汗方法，则会引起前额筋脉凹陷紧急，两目僵硬不能活动，不能睡眠。

【注释】

衄家：衄，出血，此处指鼻出血；家，久病不愈。

不可发汗：不能仅用发汗方药，可与发汗方药合并使用。

汗出必额上陷脉急紧：汗出，使用发汗方法；额上陷，前额筋脉凹陷；急紧，绷紧，紧急。病变证机是阴血亏虚不得滋荣。

直视不能眴：直视：两目僵硬；眴，活动自如。

不得眠：失眠。

【原文】 亡血家，不可发汗，发汗则寒慄而振。（87）

【语译】 病是内外夹杂性病变，以里证为主，在里是血虚，即使在表有太阳病比较重，其治也不能仅用汗法，应当兼顾血虚，如果先用汗法，则会引起全身怕冷，身体震颤。

【注释】

亡血家：亡，虚甚；家，病久。

不可发汗：内外夹杂性病变，不能单独使用发汗方法，但可与发汗方法合并使用。

发汗则寒慄而振：发汗，仅用发汗方法；寒慄，怕冷；振，身体震颤。

【原文】 汗家，重发汗，必恍惚心乱，小便已，阴疼，与禹余粮丸。（88）

【语译】 病是内外夹杂性病变，以太阳病为主，治当发汗，盲目重复使用汗法，可使病人心神模糊不定，小便后会阴部疼痛，其治可选用禹余粮丸。

【注释】

汗家：汗出经久不愈，即素有阳虚汗出者，在表又有太阳病之汗出。

重发汗：内外夹杂性病变，以太阳病为主，治当发汗且盲目重复使用发汗方药。

必恍惚心乱：必，可也；恍惚，心神模糊不清醒；心乱，心神不定。

阴疼：阴，指前阴。即小便后阴部疼痛，病变证机是因汗而伤阴阳，肾阴虚不能滋其窍，肾阳虚不能温其窍，小便后阴阳不得温滋其窍。

【方药】　禹余粮二斤（100g）（编者注：仲景原书无用量，此处为编者所加）

上一味，捣碎，以蜜为丸，为十二丸，温服一丸，日分三服。

【药解】　方中禹余粮温涩固脱，益阴敛津，和调心肾。

【药理】　具有调节胃肠道蠕动、水电解质代谢、内分泌等作用。

【原文】　病人有寒，复发汗，胃中冷，必吐蚘。（89）

【语译】　病人感受寒邪而为内外夹杂性病变，在表有太阳病，在里有脾胃寒证，以表证为主，汗后再汗，表证解除或缓解，病变以脾胃寒证为主，可能有呕吐，若有蛔虫可能有吐蛔。

【注释】

病人有寒：寒，寒邪侵袭而为内外夹杂性病变。

复发汗：复，再次。辨治表证必须分清寒热虚实，以法论治，可以重复用汗法，但不可盲目重复用汗法。

胃中冷：胃，脾胃；冷，寒证。

必吐蚘：必，此处指可能；吐蚘，吐蛔虫，引申为呕吐。病变证机是胃气上逆。

【原文】 本发汗，而复下之，此为逆也；若先发汗，治不为逆；本先下之，而反汗之，为逆；若先下之，治不为逆。（90）

【语译】 病是内外夹杂性病变，以表证为主，治当先用发汗方药，若辨证未能分清表里主次，反而多次用下法治疗，这是治疗错误；若先用发汗方法，才是正确的治疗方法；病以里证为主，若辨证未能分清表里主次，而用汗法治疗，这也是治疗错误；若先用下法，这才是正确的治疗方法。

【注释】

本发汗：本，本来，根据；发汗，说明病以太阳病为主。

而复下之：而，反而；复，多次，重复；下之，用泻下治疗方法。

此为逆也：逆，治疗错误。

本先下之：本，根据；先，以里证为主；下之，使用下法治疗。

而反汗之：而，反而；反，逆病情而治；汗之，使用汗法治疗。

治不为逆：治疗方法没有差错，亦即正确的治疗方法。

【原文】 伤寒，医下之，续得下利清谷不止，身疼痛者，急当救里；后身疼痛，清便自调者，急当救表；救里宜四逆汤，救表宜桂枝汤。（91）

【语译】 病是内外夹杂性病变，在表感受外邪，在里有可下证，医生未能审明病变证机主次而用下法，病人渐渐出现下利清谷不止，虽有身体疼痛，但病以里证为主，当积极采取有效措施辨治里证；假如里证缓解，身体仍疼痛，在里若大小便趋于正常，当积极采取有效措施辨治表证，防止表邪再因里气虚弱而传入；急急治里可选用四逆汤，急急治表可选用桂枝汤。

【注释】

伤寒：素有阳虚而又感受外邪。

医下之：医，医生；下之，下法治疗病证。

续得下利清谷不止：续，渐渐；得，出现，有；下利清谷，医生将阳虚寒结证误为阳盛热结证而用下法，导致大便溏泄夹有不消化食物；不止，下利不能自止。

急当救里：急，急急，积极；救，救治；里，阳虚。

后身疼痛：后，治疗之后。

清便自调者：清便，大小便；自调，趋于正常。

急当救表：急，积极，急急；救，救治；表，指太阳病。

【原文】 病发热，头痛，脉反沉；若不差，身体疼痛，当救其里，四逆汤方。（92）

【语译】 病人有发热，头痛，脉不是浮而是沉，若用治表药后表证仍在，此虽有身体疼痛不休，但病以里证为主，其治应急急救治于里，可选用四逆汤。

【注释】

病发热：病，病人患病。

头痛：或阳虚头痛，或外感头痛。

脉反沉：反沉，病变证机是里有阳虚。

若不差：若，如也；不，没有；差，病证解除。

当救其里：救，急急救治。即病是内外夹杂性病变，以里证为主，治当急急从里救治。

【方药】 四逆汤

甘草炙，二两（6g）　干姜一两半（4.5g）　附子生用，去皮，破八片，一枚（5g）

上三味，以水三升，煮取一升二合，去滓。分温再服，强人可大附子一枚，干姜三两。

【药解】 方中附子温壮阳气。干姜温暖脾胃，生化气血，助阳化生。甘草补益中气，与温热药相用，益气化阳补阳，制温热药而不燥化。

【药理】 具有强心，增加心肌收缩力，扩张冠状动脉，保护心肌，消除自由基，增强机体免疫功能，抗休克，调节心律，改善微循环，调节中枢神经和周围神经，镇痛，调节体温中枢，调节垂体–肾上腺皮质功能，调节支气管平滑肌功能，消炎，抗心脑缺氧，抗心肌缺血，抗风湿，调节钠钾钙水平，调节骨骼肌，促进骨质代谢等作用。

【原文】 太阳病，先下而不愈，因复发汗，以此表里俱虚，其人因致冒，冒家汗出自愈；所以然者，汗出表和故也；里未和，然后复下之。（93）

【语译】 病是内外夹杂性病变，在表是太阳病，在里是可下证，以里证为主，治当先用下法，因用下法未能达到治疗目的，又因在表有太阳病，所以又多次使用汗法，复因治里治表未能恰到好处而损伤表里之气，病人出现头昏目眩，若头昏目眩伴有汗出，其邪可随汗出而愈；之所以出现这种现象，是因为汗出是正气祛邪的缘故；假如里证未被解除，根据病证表现可选用下法。

【注释】

先下而不愈：先下，内外夹杂性病变，以可下证为主。

因复发汗：因，由于；复，又，多次。

以此表里俱虚：原有内外夹杂性病变的病变证机可能是正气虚弱，或内外夹杂性病变因治未能恰到好处而导致表里之气虚弱。

其人因致冒：因，所以；致，引起；冒，头昏目眩。

冒家汗出自愈：冒家，头昏目眩久治不愈；汗出，正气积力抗邪于外而不足于上，邪不胜正随汗出而愈。

汗出表和故也：汗出，表证随汗出而解；表和，表证已趋于缓解或向愈。

里未和：里气虚弱尚未恢复正常。

然后复下之：里证以虚为主，其治当用滋补润下的方法。

【原文】 太阳病未解，脉阴阳俱停，必先振慄汗出而解；但阳脉微者，先汗出而解；但阴脉微者，下之而解。若欲下之，宜调胃承气汤。（94）

【语译】 病是内外夹杂性病变，太阳病未能有效解除，但寸关尺三部脉伏而不见，这可能是正气积力恢复的缘故，此类病人可能先有身体震颤、寒战，然后邪随汗出而向愈。根据内外夹杂性病变，假如寸部脉表现里证所致脉象不明显，病以表证为主，其治当先发汗；假如尺部脉表现表证所致脉象不明显，当先治里。假如在里的病变证机是阳明热结夹气虚，且以实证为主，其治可选用调胃承气汤。

【注释】

太阳病未解：辨内外夹杂性病变，太阳病仍未被解除。

脉阴阳俱停：寸关尺三部脉均伏而不见。

必先振慄汗出而解：必，此处指可能；振慄，身体震颤、寒战。病变证机是正气恢复，积力抗邪，正胜邪去，病为向愈。

阳脉微：阳脉，寸部脉；微，不明显。即寸部里证之脉不明显，亦即内外夹杂性病变，以表证为主。

阴脉微：阴脉，尺部脉；微，不明显。即尺部表证之脉不明显，亦即内外夹杂性病变，以里证为主。

若欲下之：欲，将要；下之，使用下法。即根据病变是可下证，其治可用下法。

【原文】 太阳病，发热，汗出者，此为荣弱卫强，故使汗出，欲救邪风者，桂枝汤主之。（95）

【语译】 太阳中风证的表现有发热，汗出，病变证机是营弱卫强，所以症状表现特点是汗出，考虑选择治法是解表祛风，其治可选用桂枝汤。

【注释】

太阳病：辨太阳病为太阳中风证。

发热：病因是风寒，病变证机是正邪斗争。

汗出者：病变证机是卫气不能固护营阴而外泄。

荣弱卫强：荣，营气，营因汗出而弱；卫强，卫气虽虚但受邪之后仍能抗邪，称为卫强，究其本质是卫气虚弱。

欲救邪风者：欲，考虑；救，治疗；邪风，致病原因。

【原文】 伤寒五六日，中风，往来寒热，胸胁苦满，嘿嘿，不欲饮食，心烦，喜呕，或胸中烦而不呕，或渴，或腹中痛，或胁下痞硬，或心下悸，小便不利，或不渴，身有微热，或咳者，小柴胡汤主之。（96）

【语译】 病是内外夹杂性病变，在表是太阳伤寒证，或太阳中风证，或太阳温病证等，于五六日病邪已传入里，或在肝胆病变，或在心肺病变，或在脾胃病变，或在肾膀胱，或相互夹杂病变，往来寒热，胸胁苦满，表情沉默，不欲饮食，心烦，呕后胃中舒服，或胸中烦闷而不呕，或口渴，或腹中痛，或胁下痞硬，或心下悸，小便不利，或口淡不渴，身体轻微发热，或咳嗽，其治可选用小柴胡汤。

【注释】

伤寒五六日：伤寒，太阳伤寒证；五六日，病已发生传变。

中风：中风，太阳中风证，或太阳温病证。

往来寒热：病证表现是先怕冷，后发热，也有发热与怕冷并见。病变证机是少阳正气不足，蓄积力量，邪气乘势充斥则恶寒，少阳蓄积力量奋起抗邪则发热。

胸胁苦满：苦满，形容胸胁满闷特别明显。

嘿嘿：表情沉默，不欲言语。

不欲饮食：少阳胆热影响于胃，胃气不降，故不欲饮食。

心烦：少阳胆热侵扰于心，故心烦。

喜呕：病变证机是热在少阳胆而不在阳明胃，胆热逆胃，胃气上逆则呕，呕后胃中之热得除，故呕后胃中舒服，移时胆热又侵扰于胃，以此又演变为呕吐，呕吐后胃中又舒服，所以病人喜呕是一种特有反应。

胸中烦而不呕：指胆热逆于胸而未影响于胃。

或渴：病变证机是少阳胆热伤阴津。

或腹中痛：病变证机是少阳胆热而壅阻脾胃气机。

或胁下痞硬：病变证机是少阳胆热内结，阻塞不通。

或心下悸，小便不利：病变证机是少阳胆热内扰，气不化水，水气既上凌于心，又困扰于下。

或不渴：病变证机是少阳胆热尚未损伤阴津。

【方药】 小柴胡汤

柴胡半斤（24g） 黄芩三两（9g） 人参三两（9g） 半夏洗，半升（12g） 甘草炙三两（9g） 生姜切，三两（9g） 大枣擘，十二枚

上七味，以水一斗二升，煮取六升，去滓。再煎取三升，温服一升，日三服。若胸中烦而不呕者，去半夏、人参，加栝楼实一枚；若渴，去半夏，加人参合前成四两半，栝楼根四两；若腹中痛者，去黄芩，加芍药三两；若胁下痞硬，去大枣，加牡蛎四两；若心下悸，小便不利者，去黄芩，加茯苓四两；若不渴，外有微热者，去人参，加桂枝三

两，温覆微汗愈；若咳者，去人参、大枣、生姜，加五味子半升，干姜二两。

【药解】 方中柴胡既疏少阳，又清少阳。黄芩清泄少阳胆热，使胆热从内而彻。半夏宣降气机，醒脾和中。生姜宣散郁结，兼制柴胡、黄芩苦寒伤胃。人参、甘草、大枣，益气补中。

【药理】 具有保肝利胆，降血脂，降血糖，调节中枢神经和周围神经，增强机体免疫功能，改善微循环，调节内分泌，抗休克，调节心律，抗心肌缺血，抗心脑缺氧，抗自由基，抗硬化，抗肿瘤，抗突变，抗衰老，抗真菌，抗病毒，消炎，抗过敏，抗氧化，抗溃疡，抗惊厥，解热等作用。

【原文】 血弱气尽，腠理开，邪气因入，与正气相搏，结于胁下，正邪分争，往来寒热，休作有时，嘿嘿，不欲饮食；脏腑相连，其痛必下，邪高痛下，故使呕也，小柴胡汤主之；服柴胡汤已，渴者，属阳明，以法治之。（97）

【语译】 正气虚弱，腠理疏松，固护不及，邪气乘虚侵入，与正气相互搏结，病变部位在胁里，正邪相互分争，邪气处于优势则怕冷，正气积力抗邪则发热，故寒热发作有时，表情沉默，不欲饮食；肝胆相连，脾胃相关，胁痛可能伴有腹痛，这是邪从外袭而结于胆之疼痛，胆热逆胃则呕吐，其治可选用小柴胡汤；服用小柴胡汤若口渴者，病在里原有少阳病证与阳明病证相兼，少阳病证得解，阳明病证仍在，其治可根据阳明病病变属性而采取相应的治疗措施。

【注释】

血弱气尽：血，气也；血弱，气血虚弱，以气虚为主；气，气虚；尽，完也，引申为虚弱较明显。血弱气尽者，素体气虚较明显。

腠理开：腠理，皮肤毛孔；开，疏松，不固。

邪气因入：正气虚弱是内因，邪气侵入是外因，即邪气因正气虚弱而侵入。

结于胁下：结，邪气内结；下，里也，胆也，肝也，肝胆在胁里。

正邪分争：分，各自；争，斗争。

脏腑相连：脏腑，肝胆，脾胃；连，相互依存，相互关联。

其痛必下：痛，胁痛；必，此处指可能，会有；下，里也，亦即肝胆在胁下，或腹在胁之下。

邪高痛下：高，外；下，内，里，即胁痛，或腹痛。

服柴胡汤已：柴胡汤，即小柴胡汤；已，病证解除。

属阳明：属，归属，转变，亦即病变归属于阳明。

以法治之：因病变证机而采用相应治疗方法。

【原文】 得病六七日，脉迟浮弱，恶风寒，手足温，医二三下之，不能食，而胁下满痛，面目及身黄，颈项强，小便难者，与柴胡汤，后必下重；本渴饮水而呕者，柴胡不中与也，食谷者哕。（98）

【语译】 病是内外夹杂性病变，于六七日仍未向愈，脉迟浮弱，怕冷，手足温和，医生用下法治疗二三次，病人不能饮食，面目及全身发黄，颈项僵硬，小便不利且困难，病证类似柴胡汤证，其治不能用柴胡汤类方药，用之则肛门下坠；病证表现本来有口渴欲饮水而呕吐，有类似柴胡汤证，其治切不可用柴胡汤类方药，若盲目用之，则会引起食后干呕气逆。

【注释】

得病六七日：得，患病；病，内外夹杂性病变。

脉迟浮弱：迟，有寒邪；浮，为太阳病；弱，正气虚弱。

手足温：在里有脾胃虚弱，在表有风寒性质的太阳病，正邪斗争，病尚未至发热，仅有手足温。

医二三下之：内外夹杂性病变有类似可下证。

而胁下满痛：脾胃虚弱证在病变过程中可能出现胁下满痛，不能将胁下满痛辨治局限于柴胡汤证。

面目及身黄：少阳病证可有身黄，脾胃虚弱证也可有身黄，临证必须审明病变证机。

颈项强：病变证机是脾胃寒湿，困滞经脉，阻塞不通。

小便难：脾虚不能运化水湿，湿邪留结不去。

后必下重：后，肛门；下重，下坠。

本渴：本，本来就有。

柴胡不中与也：柴胡，柴胡汤类方药；不中，不能；与，用。

食谷者哕：食，饮食；哕，干呕气逆。病变证机是脾胃虚寒，浊气上逆。

【原文】　伤寒四五日，身热，恶风，颈项强，胁下满，手足温而渴者，小柴胡汤主之。（99）

【语译】　病是内外夹杂性病变，业已四五日，身体发热，怕风，颈项僵硬，胁下痞满，手足温和，口渴，其治可选用小柴胡汤。

【注释】

伤寒：感受外邪而为太阳病，太阳病邪又乘少阳阳明素体失调而传入。

身热：自觉发热，或体温升高。

颈项强：颈项部僵硬不柔和。

胁下满：胁下痞满或疼痛。

手足温而渴：病变证机是少阳阳明之邪热郁于内外，并损伤阴津。

小柴胡汤：小柴胡汤既可辨治少阳郁热夹杂病变，又可辨治太阳郁结夹杂病变，更可辨治肝胆脾胃寒热夹虚夹郁病变。

【原文】 伤寒，阳脉涩，阴脉弦，法当腹中急痛，先与小建中汤；不差者，小柴胡汤主之。（100）

【语译】 感受外邪而演变为内伤夹杂性病变，寸脉涩，尺脉弦，根据病证应以腹中急痛为主，病变证机以太阴病证为主，其治可先选用小建中汤；治后少阳病证不愈者，其治可选用小柴胡汤。

【注释】

伤寒：感受外邪侵袭而为太阳病，太阳病邪又乘里失调而传入并加重里证。

阳脉涩：阳脉，为寸脉；涩，气血不能荣养，脉气不利。

阴脉弦：阴脉，为尺脉；弦，气血虚夹经气不利。

法当腹中急痛：法，根据，依据；当，应。

不差者：差，愈，亦即少阳病证没有向愈。

【原文】 伤寒，中风，有柴胡证，但见一证便是，不必悉具。凡柴胡汤病证而下之，若柴胡证不罢者，复与柴胡汤，必蒸蒸而振，却复发热汗出而解。（101）

【语译】 病是内外夹杂性病变，在表是太阳病，或太阳伤寒证，或太阳中风证，在里是柴胡汤证，辨内外夹杂性病变，只要辨清病变证机即可得出诊断结论，未必所有症状表现都出现。凡是柴胡汤病证类似可下证而用下法，或柴胡汤病证夹杂可下证而治仅用下法，若柴胡汤证未因治而发生其他变化，可再次选用柴胡汤，用药后可能出现蒸蒸发热，振振怕冷，接着又有发热随汗出而向愈。

【注释】

伤寒：太阳伤寒证。

中风：太阳中风证。

有柴胡证：柴胡证，包括小柴胡汤证、大柴胡汤证、柴胡加芒硝汤证、柴胡桂枝汤证、柴胡桂枝干姜汤证、柴胡加龙骨牡蛎汤证。

但见一证便是：但，只有，仅有；一，少，并非局限于一；证，病变证机，非言某一症状表现；便是，就是，即是。

不必悉具：辨证旨在审证求机，不必拘于症状表现。

凡柴胡汤病证而下之：凡，诸多；柴胡汤病证，即柴胡汤主治的一类病证，如大柴胡汤证，或柴胡加芒硝汤证。

若柴胡证不罢者：柴胡证，即柴胡汤主治的一类病证；不罢者，即病证仍在。

复与柴胡汤：复，再次；与，给予；柴胡汤，柴胡汤类方药。

【原文】 伤寒二三日，心中悸而烦者，小建中汤主之。
（102）

【语译】 外感寒邪二三日，心中悸，心烦，其治可选用小建中汤。

【注释】

伤寒二三日：伤寒，外感寒邪；二三日，约略之辞。

心中悸而烦：烦，心烦。亦即心悸、烦扰不宁。

【方药】 小建中汤

桂枝去皮，三两（9g）　甘草炙，二两（6g）　芍药六两（18g）

生姜切，三两（9g）　大枣擘，十二枚　胶饴一升（70mL）

上六味，以水七升，煮取三升，去滓。内饴，更上微火消解。温服一升，日三服。呕家不宜用建中汤，以甜故也。

【药解】 本方是桂枝加芍药汤再加胶饴而成。方中胶饴调养脾胃，补益气血，滋养心脾。桂枝温阳化气，益心助脾。芍药补益心血，调荣养卫。生姜调和脾胃，安内攘外。大枣补益心脾，滋养气血。甘草补益气血，资助心脾。

【药理】 具有调节心律和心肌功能，抗心脑缺氧，抗心肌缺血，改善微循环，调节内分泌、新陈代谢、体温中枢、中枢神经、周围神经、胃肠道蠕动，保肝利胆，抗自由基、抗氧化、抗溃疡，增强机体免疫功能等作用。

【原文】 太阳病，过经十余日，反二三下之，后四五

日，柴胡证仍在者，先与小柴胡汤；呕不止，心下急，郁郁微烦者，为未解也，与大柴胡汤，下之则愈。（103）

【语译】 病是内外夹杂性病变，太阳病传变已超过十余日，内外夹杂性病变已演变为内伤夹杂性病变，医生反而用下法两三次（即多次），但病证仍不解，病至四五日左右，在里仍是柴胡汤证，即少阳病证与阳明病证相兼，以少阳病证为主，治当先用小柴胡汤；少阳病证得除，有呕吐不止，心下拘急，呕吐后心下拘急仍有轻微不舒，为阳明病证未解，其治可选用大柴胡汤，治在清泻少阳阳明热结，病可向愈。

【注释】

过经十余日：过，超越，超过；经，太阳经，即病不在太阳已有十余日。

反二三下之：内外夹杂性病变已演变为里证，辨可下证必须审明病变证机。

后四五日：病至四五日左右。

柴胡证仍在者：柴胡证，即大柴胡汤证，或柴胡加芒硝汤证；仍在，病证仍在。

呕不止：呕吐比较剧烈，病变证机是少阳阳明郁热内扰上逆，胃气不降。

心下急：胃脘拘急，或胃脘疼痛，或胃脘胀满，心中拘急。

郁郁微烦：呕后胃热得减，但仍有轻微不舒。

为未解也：阳明郁热未解。

【方药】 大柴胡汤

柴胡半斤（24g）　黄芩三两（9g）　芍药三两（9g）　半夏洗，半升（12g）　生姜切，五两（15g）　枳实炙，四枚（4g）大枣擘，十二枚　［大黄二两（6g）］

上七（八）味，以水一斗二升，煮取六升，去滓。再煎，温服一升，日三服。一方，加大黄二两，若不加，恐不为大柴胡汤。（注：方药用法后10字，可能是叔和批注文。）

【药解】 方中柴胡清少阳胆热，疏少阳胆郁。黄芩既可清少阳胆热，又可清阳明之热。枳实行气清热，消除痞满。（大黄泻热，荡涤污浊滞物）芍药泻胆热，缓里急。生姜降逆和胃。大枣益中气，防止苦寒药伤胃。

【药理】 具有保肝利胆，降血脂，降血糖，降血压，调节胃肠道蠕动、中枢神经、周围神经，增强机体免疫功能，改善微循环，调节内分泌，抗休克，调节心律，抗心肌缺血，抗心脑缺氧，调节血压，抗自由基，抗硬化，抗肿瘤，抗突变，抗衰老，抗菌，抗病毒，消炎，抗过敏，抗氧化，抗溃疡，抗惊厥，解热等作用。

【原文】 伤寒十三日不解，胸胁满而呕，日晡所发潮热，已而微利，此本柴胡证；下之以不得利，今反利者，知

医以丸药下之，此非其治也；潮热者，实也；先宜服小柴胡汤以解外，后以柴胡加芒硝汤主之。（104）

【语译】 病是内外夹杂性病变，于十三日病仍不解，胸胁胀满，呕吐，日晡左右发热较重，用下法治疗后，大便轻微通畅，因病本来是柴胡汤病证；用大柴胡汤治疗后，本应大便通畅，但病人出现下利，这是医生没有用大柴胡汤而用丸药误下所致，这是不正确的治疗方法；虽用泻下方药但潮热的病变证机仍是以实证为主；其治可先用小柴胡汤解其内外，然后再以柴胡加芒硝汤兼泻其实。

【注释】

伤寒十三日不解：伤寒，太阳病邪乘机传入少阳并加重少阳病证；十三日，约略之辞；不解，相兼病证未解。

胸胁满而呕：满，胀满，满闷。

日晡所发潮热：所，左右；潮热，发热甚于日晡。

已而微利：已，用丸药类治疗；微利，大便由干结变为轻微通畅。

此本柴胡证：本，本来是；柴胡证，大柴胡汤证。

下之以不得利：利，大便通畅。即用丸药治疗柴胡汤类之大便干结，则不能达到预期治疗目的。

今反利者：今，目前；反，反而；利，大便轻微通畅。

知医以丸药下之：知，知道，明白；医，医生；之，柴胡汤证。

潮热者：潮热的病变证机有虚有实，辨治应根据虚实而以法选用治疗方药。

实也：用丸药下后，虽有正气损伤，但病变证机仍然以邪实为主，治当泻实。

【方药】 柴胡加芒硝汤

柴胡二两十六铢（8g） 黄芩一两（3g） 人参一两（3g）

甘草炙，一两（3g） 生姜切，一两（3g） 半夏二十铢（2.1g）

大枣擘，四枚 芒硝二两（6g）

上八味，以水四升，煮取二升，去滓。内芒硝，更煮微沸，分温再服，不解更作。

【药解】 方中柴胡清胆热，利胆气。黄芩清泄胆热。半夏醒脾和胃，降泄逆气，调畅中气。生姜降逆醒脾和胃。芒硝清泻胆胃大肠郁热。人参、大枣、甘草，补益中气，防止苦寒药损伤胃气。

【药理】 具有调节胃肠道蠕动，解除平滑肌痉挛，保肝利胆，降血脂，降血糖，调节中枢神经和周围神经，增强机体免疫功能，改善微循环，调节内分泌，调节血压，抗休克，调节心律，抗心肌缺血，抗心脑缺氧，抗自由基，抗氧化，抗肿瘤，抗突变，抗衰老，抗菌，抗病毒，消炎，抗过敏，抗硬化，抗溃疡，抗惊厥，解热等作用。

【原文】 伤寒十三日，过经谵语者，以有热故也，当以汤下之；若小便利者，大便当硬，而反下利，脉调和者，知医以丸药下之，非其治也；若自下利者，脉当微厥，今反和者，此为内实也，调胃承气汤主之。（105）

【语译】 病是内外夹杂性病变，在表太阳病已过十余日，太阳病邪因在里有失调而传入，谵语者，这是热入阳明并扰心的缘故，其治当选用承气汤类攻下热结；下后，若小便通利，则大便应干结，但药后反而出现大便溏泄，其脉也未发生其他明显异常变化，这是因为医生用丸药攻下所引起，属于治法错误；假如病人大便溏泄，脉本来应是微弱、肢体厥冷，但目前脉象未发生其他异常变化，这是邪热内结实证的缘故，其治可选用调胃承气汤。

【注释】

伤寒十三日：感受外邪而为太阳病，已过十余日。

过经谵语者：过经，太阳病邪未从外解而传入于里；谵语者，邪热内扰心神。

以有热故也：以，因为；热，里有热。

当以汤下之：汤，承气汤类；下之，攻下里热证。

若小便利者：病变证机是热迫津液从小便而去。

大便当硬：当，应当。

而反下利：反，反者，反而；下利，大便溏泄，因用药不当而引起的下利。

脉调和者：脉未因治而发生其他异常变化，或脉未因治而出现脉证不一致。

知医以丸药下之：知，知道，判断；丸药，攻下之丸类药。

非其治也：非，不正确，错误。

若自下利者：自，源于疾病本身；下利，大便溏泄。

脉当微厥：微，脉微弱；厥，肢体厥冷。

今反和者：今，目前；反，反而，即病证未因治而发生其他异常变化；和者，实证之脉。

此为内实也：内，阳明；实，热结之实。

【原文】　太阳病不解，热结膀胱，其人如狂，血自下，下者愈；其外不解者，尚未可攻，当先解其外；外解已，但少腹急结者，乃可攻之，宜桃核承气汤。（106）

【语译】　病是内外夹杂性病变，在表是太阳病，在里是瘀热内结膀胱，病人狂躁不安，使瘀血得泄，病可向愈；病以太阳病为主，不可先治其里，应先治太阳病；太阳病得解，以少腹急结不适为主，可以用攻下法，其治可选用桃核承气汤。

【注释】

热结膀胱：热，瘀热；膀胱，部位概念，并不局限于膀胱，病变证机是瘀热内结。

其人如狂：如，有也；狂，狂躁不安。病变证机是瘀热

第一章　辨太阳病脉证并治

内结内扰心胸。

血自下：血，瘀血与热相结；自，自内，从内；下，大小便。亦即瘀热自内从大小便而去。

其外不解者：外，太阳病；不解，以太阳病为主。

尚未可攻：病变虽有里证但居次。

但少腹急结者：但，只有；少腹，包括小腹；急结者，疼痛，或胀满，或拘紧。

【方药】 桃核承气汤

桃仁去皮尖，五十个（8.5g）　　大黄四两（12g）　　桂枝去皮，二两（6g）　甘草炙，二两（6g）　芒硝二两（6g）

上五味，以水七升，煮取二升半，去滓。内芒硝，更上火微沸，下火。先食，温服五合，日三服。当微利。

【药解】 方中桃仁活血化瘀，通利血脉。桂枝通经散瘀，助桃仁破血祛瘀。大黄荡涤实热，通下瘀热。芒硝软坚散结，善于消瘀。甘草益气，帅血而行，以助祛瘀，兼防攻伐太过损伤正气。

【药理】 具有抗惊厥，抗血小板聚集，改善微循环，对心脑血管双向调节，调节胃肠道蠕动，抗氧化，改善肾功能，调节中枢神经，降血糖，抗肿瘤，解热，降血脂，增强机体免疫功能，抗心脑缺氧，消炎，抗过敏，抗病毒，抗真菌等作用。

【原文】 伤寒八九日，下之，胸满，烦惊，小便不利，谵语，一身尽重，不可转侧者，柴胡加龙骨牡蛎汤主之。（107）

【语译】 病是内外夹杂性病变或内伤夹杂性病变，业已八九日，以里证为主，用下法之后，病人胸满，心烦惊悸，小便不利，谵语，全身上下沉重，身体活动不利，其治可选用柴胡加龙骨牡蛎汤。

【注释】

伤寒八九日：感受外邪而为太阳病，太阳病邪又乘机加重少阳少阴病证。

下之：病证可能是可下证，或类似可下证。

胸满：胸中满闷。

烦惊：烦，心烦；惊，惊悸、惊恐。

一身尽重：一，全身上下；尽，都；重，沉重。病变证机是经气郁滞不利。

不可转侧者：可，能；转侧，活动。

【方药】 柴胡加龙骨牡蛎汤

柴胡四两（12g） 龙骨一两半（4.5g） 黄芩一两半（4.5g）生姜切，一两半（4.5g） 铅丹一两半（4.5g） 人参一两半（4.5g）桂枝去皮，一两半（4.5g） 茯苓一两半（4.5g） 半夏洗，二合半（6g） 大黄二两（6g） 牡蛎熬，一两半（4.5g） 大枣擘，六枚

上十二味，以水八升，煮取四升，内大黄，切如棋子，

更煮一两沸，去滓。温服一升。本云：柴胡汤，今加龙骨等。

【药解】 方中柴胡清胆热，调气机。龙骨重镇安神。黄芩既清胆热，又清心热。茯苓宁心安神，兼益心气。牡蛎清泄心胆之热，平惊悸以安神。铅丹泻热解毒，镇惊，降泄胆气。桂枝通达阳气，调畅气机。半夏、生姜，醒脾降逆和胃。人参、大枣，益气补中。

【药理】 具有调节体温、血压，保肝利胆，降血脂，降血糖，调节中枢神经和周围神经，增强机体免疫功能，改善微循环，调节内分泌，调节代谢，抗休克，调节心律，抗心肌缺血，抗心脑缺氧，调节心肝功能，抗自由基，抗氧化，抗肿瘤，抗突变，抗衰老，抗菌，抗病毒，消炎，抗过敏，抗硬化，抗溃疡，抗惊厥，抗血小板聚集，解热等作用。

【原文】 伤寒，腹满，谵语，寸口脉浮而紧，此肝乘脾也，名曰纵，刺期门。（108）

【语译】 病是内外夹杂性病变，以里证为主，腹满，谵语，寸口脉浮而紧，这是内外夹杂性病变已演变为肝气内盛相乘于脾，这样相克的病证叫作纵，其治可针刺期门穴。

【注释】

伤寒：外邪侵袭而为内外夹杂性病变，表邪又乘里有失调而传入并加重里证。

寸口脉浮而紧：脉浮，太阳病之主脉；脉紧，肝气乘脾之主脉。

腹满：包括胃脘痞满。

谵语：病变证机在肝脾而病证表现则在心。

肝乘脾：乘，相克。病变证机是肝热及脾，脾气壅滞。

名曰纵：肝木盛而克脾土，相克者，名曰纵。

刺期门：针刺期门穴可泻肝气逆行；再则，辨治肝乘脾证，既可用汤药，又可用针刺，针药结合治疗则效果更好。

【原文】 伤寒，发热，啬啬恶寒，大渴欲饮水，其腹必满；自汗出，小便利，其病欲解；此肝乘肺也，名曰横，刺期门。（109）

【语译】 病为内外夹杂性病变，在太阳病有发热，怕冷，在里有口渴欲饮水，腹部胀满；如果自汗出，小便利，这是肝气乘肺证向愈的表现；这叫肝气相乘于肺，这样的病证表现叫作横；其治可针刺期门穴。

【注释】

伤寒：外邪侵袭而为内外夹杂性病变，外邪又乘里有失调而传入并加重里证。

啬啬恶寒：怕冷比较重。

大渴欲饮水：病变证机是肝肺热盛而消灼阴津。

其腹必满：病变证机是肝气郁滞，肝热内扰，浊气壅滞不行。

自汗出： 汗出的机制是邪热向外透达。

小便利： 小便利是阴津恢复，邪热消退。

肝乘肺： 病变证机是肝热及肺，肺气郁闭。

名曰横： 横，反克。即肝木反克肺金。

【原文】 太阳病二日，反躁，凡熨其背而大汗出，大热入胃，胃中水竭，躁烦，必发谵语，十余日振慄，自下利者，此为欲解也。故其汗从腰以下不得汗，欲小便不得，反呕，欲失溲，足下恶风，大便硬，小便当数，而反不数及不多，大便已，头卓然而痛，其人足心必热，谷气下流故也。（110）

【语译】 病是内外夹杂性病变，在表有太阳温病证，在里有阳明热证，太阳初得病一二日，不应有烦躁但出现烦躁，其治当用发汗方法且不能用温熨背部方法，用之则引起大汗出，太阳温热之邪乘机传入阳明胃，邪热消灼胃中水津，加重身躁心烦、谵语，疾病演变十余日，正气积力抗邪，正邪斗争比较剧烈，病人可有身体发抖、下利，这是邪热欲消退，疾病欲向愈的先兆。阳明热证可能另有特殊表现，即腰以上有汗，腰以下无汗，欲解小便但不能排出，呕吐，似有大小便失禁，足下怕风，大便干硬，小便本应偏多但反而次数偏少，尿量也不多，假如大便排出，头突然疼痛，足心发热，这是阳气恢复而周流于全身的缘故。

【注释】

太阳病二日：二日，约略之辞，非限于二日。

反躁：反，反而；躁，身躁心烦。

凡熨其背而大汗出：凡，所有的；熨，温熨方法。

大热入胃：大热，太阳温热之邪加上温熨之热，以热助热。

胃中水竭：胃中津液被邪热所灼损。

十余日振慄：十余日，约略之辞；振慄，身体发抖。

自下利：正气抗邪，邪不胜正且从下利而泄，非疾病演变过程中之下利。

此为欲解也：欲解，疾病趋于好转。

故其汗从腰以下不得汗：病人仅有腰以上汗出，病变证机是温热伤津并熏蒸于上。

欲小便不得：病变证机是温热伤津，欲解小便且又无津可化。

反呕：病变证机是邪热扰胃，浊气上逆。

欲失溲：欲，似有；失，失禁；溲，大小便。

足下恶风：足部怕冷，病变证机是阳气不能周流。

小便当数：脾约证之大便硬、小便数，今小便不数非脾约证；阳明热结证之大便硬、小便数，今小便不数也非阳明热结证。

而反不数及不多：反，反而；数，小便次数多；多，小便量多。病变证机是胃热伤津。

大便已：大便硬转为正常。

头卓然而痛：卓然，突然。病变证机是邪热欲散且上冲于头，或是阳气欲通且尚未和谐于头，或是邪热乘阳气未通而肆虐于头。

谷气下流故也：谷气，阳气；下流，周流运行。

【原文】 太阳病中风，以火劫发汗，邪风被火热，血气流溢，失其常度，两阳相熏灼，其身发黄，阳盛则欲衄，阴虚小便难，阴阳俱虚竭，身体则枯燥，但头汗出，剂颈而还，腹满微喘，口干咽烂，或不大便，久则谵语，甚则至哕，手足躁扰，捻衣摸床；小便利者，其人可治。（111）

【语译】 病是内外夹杂性病变，以太阳温病证为主，其治当用汗法但不可用火法发汗，火法虽能发汗但不可用于太阳温病证，太阳温病证用火法发汗，可导致气血被火热所扰而逆行，失其正常运行，更因用火热方法治疗则阳热益甚，病人身体发黄，阳热肆虐可引起出血，阴津损伤可引起小便短少困难，阴阳之气因用火法攻灼而虚损，身体枯燥不荣，仅有头部汗出，颈部以下无汗，腹满，轻度气喘，口干咽烂，或大便干结，久则扰神为谵语，重则哕逆，手足躁扰不宁，两手不由自主地搓捻衣服和摸床寻物；若小便自利，阴津尚存，积极治疗，预后良好。

【注释】

太阳病中风：风，动也，阳也；中风，风热侵袭。亦即太阳温病证。

以火劫发汗：火，火热方法；劫，强行；发汗，损伤阴津。

邪风被火热：邪风，太阳温病证之邪热；被，用。

血气流溢：血气，气血；流溢，气血逆乱。

失其常度：气血失去其正常的运行规律。

两阳相熏灼：阳，热也；两阳，太阳温病之热、火热之热；熏灼，消灼阴津。

其身发黄：病变证机是火热毒邪逆乱气血。

阳盛则欲衄：阳，火热，邪热；盛，肆虐，浸淫。

阴阳俱虚竭：火热之邪既伤阳又伤阴，以伤阴为主。

但头汗出：但，仅。病变证机是火热伤阴，热邪熏蒸，仅有头汗出。

剂颈而还：剂，齐；还，止。

捻衣摸床：搓捻衣服和摸床寻物。

小便利：病变证机是阴津虽伤但未至竭。

其人可治：病虽危重，但可救治。

【原文】 伤寒，脉浮，医以火迫劫之，亡阳，必惊狂，卧起不安者，桂枝去芍药加蜀漆牡蛎龙骨救逆汤主之。（112）

【语译】 外邪侵袭而演变为内外夹杂性病变，脉浮，病以表证为主，医生用火热方法强行发汗而损伤阳气，因用火热而大伤阳气，必会引起惊悸、狂躁、坐卧不宁，其治可选用桂枝去芍药加蜀漆牡蛎龙骨救逆汤。

【注释】

伤寒：素有心阳虚而又感受外邪。

脉浮：内外夹杂性病变，以表证为主。

医以火迫劫之：医，医生；以，用；火，火热治疗；迫，强迫，强行；劫，损伤；之，阳气。

亡阳：亡，损伤，大伤。

必惊狂：必，必会；惊，惊悸；狂，狂躁。病变证机是阳气虚弱不能固护神明。

卧起不安者：卧，躺卧；起，站立；不安，不宁。

【方药】 桂枝去芍药加蜀漆牡蛎龙骨救逆汤

桂枝去皮，三两（9g）　甘草炙，二两（6g）　生姜切，三两（9g）　大枣擘，十二枚　牡蛎熬，五两（15g）　龙骨四两（12g）蜀漆洗去腥，三两（9g）

上七味，以水一斗二升，先煮蜀漆，减二升，内诸药，煮取三升，去滓。温服一升。本云：桂枝汤，去芍药，加蜀漆、牡蛎、龙骨。

【药解】 方中桂枝温通心阳，和调心脉。生姜温阳和中。龙骨镇惊安神。牡蛎敛心安神。蜀漆化痰饮，使心神守藏。大枣、甘草，补益心气，助桂枝化阳补阳。

【药理】 具有强心，调节心律，改善微循环，增强机体免疫功能，调节内分泌，抗抑郁，调节睡眠中枢，解除平滑肌痉挛等作用。

【原文】 形作伤寒，其脉不弦紧而弱，弱者必渴；被火者必谵语。弱者，发热，脉浮，解之当汗出愈。（113）

【语译】 太阳温病证类似太阳伤寒证，其脉不是弦紧而是弱，脉弱必定伴有口渴；若用火法治疗则会引起谵语，必定加重心的病变。先有脉弱、发热，之后脉由弱变为浮，其治应发汗解表，则邪从汗出而病愈。

【注释】

形作伤寒：形，症状表现；作，类似；伤寒，太阳伤寒证。

弱者必渴：弱者，脉弱，或阴津损伤；必，必定；渴，热伤阴津。

被火者必谵语：被，被用，使用；火，火热治法。

发热：病变证机是正邪斗争，正气积极抗邪于外。

解之当汗出愈：解，治疗；汗出，使邪从汗出而病愈。

【原文】 太阳病，以火熏之，不得汗，其人必躁，到经不解，必清血，名为火邪。（114）

【语译】 病是内外夹杂性病变，在表是太阳温病证，若用火法熏之，则易损伤阴津，病人必定烦躁不安，疾病演变周期已到且益盛不解，可能出现小便中夹血，这是因火热之邪所引起的缘故。

【注释】

太阳病：内外夹杂性病变，病以太阳温病证为主。

以火熏之：火，火热方法；熏，熏蒸；之，治疗。即太阳温病证虽有类似风寒性质太阳病，但不能误用火法治疗。

不得汗：无汗，即火热方法大伤阴津。

其人必躁：必，必定；躁，心烦，身躁。病变证机是火热扰心，神明躁动。

到经不解：到经，周期已到；经，疾病演变过程。

必清血：必，此处指可能有；清血，小便中夹血，或大便中带血。

名为火邪：以热助热，热变为火毒。

【原文】 脉浮，热甚，而反灸之，此为实；实以虚治，因火而动，必咽燥，吐血。（115）

【语译】 病是内外夹杂性病变，以太阳温病证为主，脉浮，发热较甚，反而用灸法治疗太阳温病证，使病变演变为实证；太阳温病证而用温灸补虚的方法治疗，因此灸法助热而动血，必有咽喉干燥，吐血。

【注释】

热甚：热，发热，或温热病邪；甚，重。

而反灸之：反，反而；灸之，用灸法治疗太阳温病证。

此为实：此，太阳温病证；实，因治加重实证。

实以虚治：实，实证；以，用；虚，补虚的方法。

因火而动：因，因此；火，灸法；动，邪气益盛而肆虐。

【原文】 微数之脉，慎不可灸，因火为邪，则为烦逆，追虚逐实，血散脉中，火气虽微，内攻有力，焦骨伤筋，血难复也。脉浮，宜以汗解，用火灸之，邪无从出，因火而盛，病从腰以下必重而痹，名曰火逆也。欲自解者，必当先烦，烦乃有汗而解，何以知之？脉浮，故知汗出解。（116）

【语译】 病是内外夹杂性病变，在表是太阳病，在里是阴血虚证，脉微数者，即是在表是风寒性质引起的太阳病，其治最好选用汤剂，切不可用灸法，因用灸法不当则可引起火热之邪内盛，病人心烦不安，使虚证更虚，实证更实，火热之邪浸散血脉之中，即使血中火热之邪轻微，但浸淫人体的致病力还是比较强的，导致筋骨损伤，阴血不易恢复。脉浮以表证为主，其治应选用发汗方药，这是因用火热方法治疗，邪热内郁而不能向外泄越，因阴虚用灸法又加重内热，病人腰以下必定重着麻木，这叫作因用火热方药引起的病证表现。在表之太阳病，其正气积极恢复可向愈，向愈之前先有心烦，并伴有汗出，内热随汗出而解，为什么知道这些呢？因为脉浮，病以表证为主，所以汗出则病解。

【注释】

微数之脉：脉微数，病变证机是阴虚生热。

慎不可灸：慎，权衡，考虑；在里有阴虚，在表有太阳病，辨治太阳病要再三考虑，切不可盲目用灸法。

因火为邪：火，阴虚内热，或因灸法不当而引起火热之邪。

追虚逐实：追，追随，追加；虚，虚证；逐，驱逐，攻逐；实，实证。

血散脉中：火热之邪浸散于血脉之中。

火气虽微：火气，火热之邪；微，邪气与正气力量对比，相对而言没有正气强大。

内攻有力：内攻，致病力；有力，强度。

焦骨伤筋：焦，干燥；骨，肾也；焦骨，热伤肾精；伤，损伤；筋，肝也；伤筋，热伤肝血。

血难复也：本有阴虚，火热之邪伤阴，故阴血虚难以恢复。

用火灸之：用火热方法灸之。

邪无从出：邪郁于内而不能退散。

因火而盛：火，用火热方法治疗；盛，病情加重。

病从腰以下必重而痹：重，沉重；痹，麻木，病变证机是阴津损伤而不能滋养。

名曰火逆也：名，叫作；火逆，因治而引起的病证表现。

欲自解者：自，太阳病正气恢复；解，病可向愈。

必当先烦：烦，心烦，正邪斗争。

烦乃有汗而解：烦而无汗，邪无从散；烦而汗出，邪有泄路。

【原文】　烧针令其汗，针处被寒，核起而赤者，必发奔豚，气从少腹上冲心者，灸其核上各一壮，与桂枝加桂汤，更加桂二两也。（117）

【语译】　病是内外夹杂性病变，以表证为主，用温针使病人汗出，但寒邪又乘机侵袭针孔，针处核状凸起且色赤，可引发奔豚。气从少腹上冲心胸，可先用灸法治疗针处核状凸起各一次，然后再以桂枝加桂汤，并加大桂枝用量为二两。

【注释】

烧针令其汗：烧针，温针；令，使；汗，出汗。

针处被寒：针处，针孔部位；被寒，被寒邪侵袭。

核起而赤：核起，针孔有核状凸起且色赤。

奔豚：病名。以气从少腹上冲心胸为主。

灸其核上各一壮：核，核状凸起；上，部位；一壮，一次。

【方药】 桂枝加桂汤

桂枝去皮，五两（15g） 芍药三两（9g） 甘草炙，二两（6g）生姜切，三两（9g） 大枣擘，十二枚

上五味，以水七升，煮取三升，去滓。温服一升。本云：桂枝汤，今加桂满五两，所以加桂者，以泄奔豚气也。

【药解】 方中桂枝温心阳而下荣于肾，降泄肾中寒气，主泄奔豚气。芍药养肝血，填肾精，平肝气，降逆气。生姜散寒气，温阳气，降浊逆。大枣、甘草，益气和中，调和心肾。

【药理】 具有抗心肌缺血，抗心脑缺氧，调节心功能，调节心律，增强心肌收缩力，改善肾功能，调节内分泌失调，调节水液代谢，调节肾上腺皮质功能，调节酸碱平衡，抗自由基，增强机体免疫功能，调节中枢神经和周围神经，消炎等作用。

【原文】 火逆，下之，因烧针烦躁者，桂枝甘草龙骨牡蛎汤主之。（118）

【语译】 病是内外夹杂性病变，先用火热方法治疗，之后又用下法治疗，因用烧针引起烦躁者，其治可选用桂枝甘草龙骨牡蛎汤。

【注释】

火逆：火，用火热治疗方法；逆，违反常规治疗，亦即不当用火法而用火法。

下之：或为可下证，或为类似可下证，且用下法治疗。

因烧针烦躁者：因，由于；烧针，以针用火烧热；烦躁者，火热方法损伤阳气，阳气不能固护心神。

【方药】 桂枝甘草龙骨牡蛎汤

桂枝去皮，一两（3g） 甘草炙，二两（6g） 牡蛎熬，二两（6g）

龙骨二两（6g）

上四味，以水五升，煮取二升半，去滓。温服八合，日三服。

【药解】 方中桂枝温通心阳，和畅心气。龙骨镇静安神，使神明内守。牡蛎潜镇浮阳之躁动。甘草温补心气，与桂枝相用，温阳补阳。

【药理】 具有抗心律失常，镇静，改善脑缺血症状等作用。

【原文】 太阳伤寒者，加温针，必惊也。（119）

【语译】 太阳伤寒证夹杂少阳心病变，确立治疗太阳伤寒证如未能选择麻黄汤且用温针，可能引起惊慌害怕。

【注释】

太阳伤寒者：病是太阳伤寒证，治当选用麻黄汤。

加温针：加，治疗，亦即用温针治疗；亦即既治太阳又治少阳。

　　必惊也：必，此处指可能；惊，惊慌害怕。病变证机是因用温针而伤心神。

　　【原文】 太阳病，当恶寒，发热，今自汗出，反不恶寒、发热，关上脉细数者，医以吐之过也；一二日吐之者，腹中饥，口不能食；三四日吐之者，不喜糜粥，欲食冷食，朝食暮吐，以医吐之所致也，此为小逆。（120）

　　【语译】 病是内外夹杂性病变，太阳病本有怕冷，发热，但目前病人自汗出，反而不怕冷，身体发热，关部脉细数，这是内外夹杂性病变演变为以里证为主，这是因为医生用吐法太过所引起的病证表现；脾胃病证初期，用吐之后，胃中饥饿，口不欲食；脾胃病证较久，用吐之后，不能食温热稀粥，且欲食冷食，早上食下午吐，这是医生用吐法不当所引起的病证表现，这属于治疗性错误。

　　【注释】

　　太阳病：太阳病的基本证型有12个。

　　今自汗出：今，目前，当前。自汗出的病变证机是虚热迫津外泄。

　　反不恶寒：太阳病证已解，病以脾胃证为主。

　　关上脉细数：寸关尺脉细数，关部脉细数较明显。

医以吐之过也：吐，可吐证或类似可吐证；过，错误。医生用吐法治疗病证所引起的错误。或因病轻药重，或因辨证失误。

一二日吐之者：一二日，疾病之初期；吐之，使病人呕吐。

腹中饥：腹，胃。胃中饥饿。

口不能食：口，胃。脾阴虚而不运，胃阴虚而不纳，病变本质是虚，故胃中不思饮食。

三四日吐之者：三四日，病变较久，即疾病在演变过程中因日期变化而发生变化。

不喜糜粥：喜，能。不能食温热稀粥。

欲食冷食：病变证机为脾胃阴虚内热。

朝食暮吐：病变证机是上午阳盛而能食，下午则阴虚而又不能纳食，故吐。

以医吐之所致也：因为医生用吐法太过所引起的病证。

此为小逆：小逆，治疗性错误。病由治而引起的，非因病变本身所致，称为小逆。

【原文】 太阳病，吐之，但太阳病，当恶寒，今反不恶寒，不欲近衣，此为吐之内烦也。（121）

【语译】 病是内外夹杂性病变，在表是太阳病，在里是可吐证或类似可吐证，病变以里证为主，用吐法治疗后，太阳病本有怕冷反而不怕冷，更有恶热，这是医生用吐法所引起的胃脘内热烦闷。

【注释】

吐之：病为可吐证或类似可吐证。

不欲近衣：亦即怕热，病变证机是热生于内，侵扰于内。

此为吐之内烦也：内烦，内热，心烦。

【原文】 病人脉数，数为热，当消谷引食，而反吐者，此以发汗，令阳气微，膈气虚，脉乃数也；数为客热，不能消谷，以胃中虚冷，故吐也。（122）

【语译】 病是内外夹杂性病变，在表是太阳病，在里是脾胃病证，脉数多主热证，常常有胃中饥饿多食，反而出现呕吐，这是因为用发汗方药不当，导致阳气微弱，膈间阳气虚，脉不得所固所摄而急数；脉数为假热真寒，假热故不能饮食，因为胃中虚冷，浊气上逆，所以出现呕吐。

【注释】

病人脉数：脉数未必尽主热证，也有主虚寒；阳热内盛，气血涌动则脉数；阳气虚弱，不能固摄则脉数。

数为热：数脉主热证，其病变证机有实热虚热不同。

当消谷引食：当，应也；消谷引食，胃中饥饿多食。

令阳气微：令，导致；微，虚弱。

膈气虚：膈气，宗气；虚，阳虚。

数为客热：客，假也；客热，假热真寒。

不能消谷：消谷，饮食。

胃中虚冷：胃，脾胃；虚冷，虚寒。

【原文】 太阳病，过经十余日，心下温温欲吐，而胸中痛，大便反溏，腹微满，郁郁微烦，先此时自极吐下者，与调胃承气汤；若不尔者，不可与；但欲呕，胸中痛，微溏者，此非柴胡汤证，以呕，故知极吐下也。（123）

【语译】 病是内外夹杂性病变，在表是太阳病，在里是阳明热证或心胸病证，太阳病已十余日但仍不解，心下蕴结而欲呕吐，胸中疼痛，大便反而溏泄，腹部轻微胀满，心胸脘腹蕴结郁闷，这是内外夹杂性病变以表证为主，其治因先用大吐大下方药而引起的病证表现，根据治疗后的病变证机，可选用调胃承气汤；假如不是因治而引起的这些病变与病证，则不能用调胃承气汤；假如病人仅欲呕吐且未呕吐，胸中痛，大便微溏，此病证表现虽与柴胡汤证类似，但不是柴胡汤证，或者是与柴胡汤证相互夹杂。根据呕吐，所以知道病证表现是因医生用大吐大下方药所引起的。

【注释】

过经十余日：过经，太阳病在其演变过程已十余日。

心下温温欲吐：心下，心胸脘腹；温温，蕴结不舒。

郁郁微烦：心胸脘腹蕴结郁闷，病变证机是郁热蕴结，肆虐侵扰。

先此时自极吐下者：先，先用下法；此时，指内外夹杂性病变；自，因；极，大，过度。

若不尔者：若，假如；不，不是；尔者，这些。

不可与：可，能；与，用。

但欲呕：但，仅仅，只是；欲，想呕吐且未呕吐。

微溏者：大便微溏。

此非柴胡汤证：非，不是；柴胡汤证，柴胡汤主治的病证。

故知极吐下也：故，所以；知，知道；极，过度，大。

【原文】 太阳病，六七日表证仍在，脉微而沉，反不结胸，其人发狂者，以热在下焦，少腹当硬满，小便自利者，下血乃愈。所以然者，以太阳随经，瘀热在里故也，抵当汤主之。（124）

【语译】 病是内外夹杂性病变，在表是太阳病，其于六七日左右仍未解除，里证以脉微而沉为主，并有类似结胸证，狂躁不安，病变证机若是瘀热在下焦，可有少腹硬满，小便正常，治疗使瘀热从下而泄，病可向愈。之所以出现这些病证表现，是因为太阳病邪因素体失调而传入，瘀热相结在里的缘故，其治可选用抵当汤。

【注释】

六七日表证仍在：太阳病于六七日左右本可向愈但未向愈。

脉微而沉：脉微，脉微弱。病变证机是瘀热阻结，郁遏气血。

反不结胸：瘀热证有类似结胸证，应与之相鉴别。

其人发狂者：病变证机是瘀热在心，扰动心神，神明失守。

以热在下焦：瘀热的病变证机既可在上焦，也可在下焦。

下血乃愈：血，瘀血；下血，使瘀热从下而去。

少腹当硬满：硬满，包括疼痛，拘急，不能仅仅局限于硬满。

小便自利者：瘀热病变在肾、膀胱者，小便不利；病变非在肾、膀胱者，小便正常，辨小便可别病变部位。

以太阳随经：太阳病邪随机体失调而传入并加重里证。

瘀热在里故也：在里，既可在上焦，又可在中、下焦，不能仅仅局限于某一病变部位。

【方药】 抵当汤

水蛭熬（60g） 虻虫去翅足，熬，各三十个（6g） 桃仁去皮尖，二十个（4g） 大黄酒洗，三两（9g）

上四味，以水五升，煮取三升，去滓。温服一升，不下，更服。

【药解】　方中水蛭破血癥，化瘀血，通血脉，利经隧。虻虫利血脉，通经气，下瘀血，逐瘀积，疗月水不通。桃仁破血化瘀，通月水，利胞宫，行气血，润肠通便，使瘀血从大便而去。大黄泻热逐瘀，通利大便，洁净肠腑。

【药理】　具有降血压，降血脂，降血糖，改善微循环，保护心血管，抑制血小板聚集，抑制血栓形成，抗组织纤维化，抗硬化，抗肿瘤，抗基因突变，抗心脑缺氧，抗心肌缺血，改善心肝脾肾功能，增强机体免疫功能，调节内分泌，调节中枢神经等作用。

【原文】　太阳病，身黄，脉沉结，少腹硬，小便不利者，为无血也；小便自利，其人如狂者，血证谛也，抵当汤主之。（125）

【语译】　病是内外夹杂性病变，在表是太阳病，在里有身体发黄，脉沉结，少腹硬，小便不利，病变证机是湿热蕴结而非瘀热，其治可选用茵陈蒿汤；假如身体发黄，脉沉结，小便自利，神志发狂，病变证机是瘀热内结，其治可选用抵当汤。

【注释】

身黄：病变证机或是湿热，或是瘀热，或相互夹杂。

脉沉结：结，非结脉，而是脉象往来不流利。

少腹硬：硬，包括疼痛、拘急、硬满。

小便不利：湿热蕴结而不得下行。

为无血也：病变证机不是瘀热而是湿热。

小便自利：自，本来；利，通利。

其人如狂者：如狂者，如病人有狂躁。病变证机是瘀热攻心。

血证谛也：确认病变证机是瘀热阻结。

【原文】 伤寒，有热，少腹满，应小便不利，今反利者，为有血也，当下之，不可余药，宜抵当丸。（126）

【语译】 病是内外夹杂性病变，在表是太阳病，在里有身体发热，少腹硬满，湿热蕴结者应有小便不利，瘀热阻结者（非在肾、膀胱）小便正常，根据病变是瘀血，治疗原则应当用下法，不能选择其他方药，其治可选用抵当丸。

【注释】

伤寒：感受外邪而为太阳病。

少腹满：包括疼痛、拘急等。

应小便不利：应，应有。

今反利者：今，目前；反，反而；利者，病变部位非在肾、膀胱。

为有血也：为，演变；有，结果；血，瘀热。

不可余药：余，其他方药，或不可剩余。

【方药】 抵当丸

水蛭熬（40g）　虻虫去翅足，熬，各二十个（4g）　桃仁去皮尖，二十五个（5g）　大黄三两（9g）

上四味，捣，分四丸，以水一升，煮一丸，取七合，服之。晬时当下血，若不下，更服。

【药解】 方中水蛭破血逐瘀，通经利水。虻虫破血逐瘀通经。桃仁逐瘀破血，通利经水。大黄泻热祛瘀，通利血脉。制以为丸，以峻药缓缓攻瘀血。

【药理】 具有降血压，降血脂，降血糖，改善微循环，保护心血管，抑制血小板聚集，抑制血栓形成，抗组织纤维化，抗硬化，抗肿瘤，抗基因突变，抗心脑缺氧，抗心肌缺血，改善心、肝、脾、肾功能，增强机体免疫功能，调节内分泌，调节中枢神经等作用。

【原文】 太阳病，小便利者，以饮水多，必心下悸；小便少者，必苦里急也。（127）

【语译】 病是内外夹杂性病变，在表有太阳病，在里有水气证，小便通利，饮水较多，可能有心下悸；小便短少，亦可有痛苦不堪的少腹部急结和拘紧不舒。

【注释】

小便利：水停中焦，既可能是小便利，又可能是小便不利，临证必须因人而辨。

以饮水多：饮水过多也是致病原因。

必心下悸：必，此处指可能；心下悸，在心者，心悸，在胃者，胃中筑筑然悸动。辨心下悸有上焦与中焦之分。

小便少者：少者，小便短少。

必苦里急：必，此处指可能；苦，痛苦不堪；里急，少腹急结拘紧，或疼痛，或胀满。

【原文】 问曰：病有结胸，有脏结，其状何如？答曰：按之痛，寸脉浮，关脉沉，名曰结胸也。（128）

【语译】 学生问：病有结胸，有脏结，其症状表现有哪些不同？老师说：病变部位以按之疼痛，寸脉浮，关脉沉为主，这样的病证叫作结胸。

【注释】

病有结胸：结胸，病变部位有在胸中，有在胃脘，有在腹部，切不可局限于胸中，病变证机有寒有热、有虚有实。

按之痛：病变部位以疼痛拒按为主。

寸脉浮：寸部脉浮，病变证机是正邪斗争较明显。

关脉沉：关部脉沉，病变证机是邪气与正气相结。

【原文】 何谓脏结？答曰：如结胸状，饮食如故，时时下利，寸脉浮，关脉小细沉紧，名曰脏结。舌上白胎滑者，难治。（129）

【语译】 脏结的病证表现有哪些？老师说：脏结类似结胸，饮食没有明显异常变化，时有大便溏泄，寸部脉浮，关部脉小细沉紧，这样的病证叫作脏结。舌上白苔滑者，这样的病证较难治。

【注释】

脏结：结，气血郁结，经脉不利，经气阻塞。

如结胸状：如，类似；结胸状，结胸的症状表现。

时时下利：时时，时有；下利，大便溏泄。

寸脉浮：脏气虽为气血结，但正气仍能抗邪。

关脉小细沉紧：说明病变部位主要在中焦脾胃。

舌上白胎滑者：胎，苔也。病变证机是阳气大虚，寒湿益盛。

【原文】 脏结无阳证，不往来寒热，其人反静，舌上胎滑者，不可攻也。（130）

【语译】 脏结证虽有类似阳证但无阳热表现，虽类似少阳证但无往来寒热，病人以安静为主，舌上苔滑者，其治不可用攻下。

【注释】

脏结无阳证：脏结，脏气血郁结；无阳证，无阳热病证表现。

不往来寒热：病证表现没有往来寒热。

其人反静：病变证机是脏气血结，阳气遏制。

舌上胎滑者：胎，苔也；胎滑者，苔白而滑。病变证机是气血郁结，阳气虚弱，寒从内生，寒血相结。

【原文】 病发于阳，而反下之，热入因作结胸；病发于阴，而反下之，因作痞也；所以成结胸者，以下之太早故也。

结胸者，项亦强，如柔痉状，下之则和，宜大陷胸丸。（131）

【语译】 病是内外夹杂性病变，以太阳温病证为主，其治违反常规先用下法，温热之邪乘机侵入于里，邪热与素体痰饮之邪相结而演变为结胸；在表是太阳伤寒证或太阳中风证，其治违反常规先用下法，外邪乘脾胃失调而演变为痞证。之所以引起结胸，是因为先用下法的缘故。

结胸证的表现，如颈项僵硬、汗出，用下法病可向愈，其治可选用大陷胸丸。

【注释】

病发于阳：阳，热。内外夹杂性病变，在表为太阳温病证。

而反下之：而，且；反，违反常规。即内外夹杂性病变，未能审明病变主次，先用下法治其里。

热入因作结胸：热入，太阳温病之邪传入于里；因，所以；作，发生，演变。

病发于阴：阴，寒。内外夹杂性病变，在表是太阳伤寒证，或太阳中风证。

因作痞也：作，演变；痞，痞满，痞硬。

以下之太早故也：太早，先用。

项亦强：项，颈项；强，僵硬。

如柔痉状：颈项僵硬且伴有汗出，称为柔痉。

下之则和：和，疾病向愈。

【方药】 大陷胸丸

大黄半斤（24g）　葶苈子熬，半升（12g）　芒硝半升（12g）
杏仁去皮尖，熬黑，半升（12g）

上四味，捣筛二味，内杏仁、芒硝，合研如脂，和散，取如弹丸一枚；别捣甘遂一钱匕，白蜜二合，水二升，煮取一升，温，顿服之。一宿乃下，如不下，更服，取下为效，禁如药法。

【药解】 方中大黄泻下实热，荡涤饮邪。葶苈子清热泻肺，行水涤饮。芒硝软坚散结。杏仁泻肺降气，通调水道。甘遂攻逐水饮，散结泻热。

【药理】 具有利尿，调节肾功能，调节水、电解质代谢，调节胃肠道蠕动，抗组织纤维化，抗肿瘤，消炎，抗菌，保肝利胆，调节腺体分泌，降尿酸，降血脂，降血压，增强机体免疫功能等作用。

【原文】 结胸证，其脉浮大者，不可下，下之则死。（132）

【语译】 病是相兼证，或太阳病证与结胸证相兼，或结胸实证与正气虚证相兼，其脉浮大者，病变证机不是以结胸证为主，而是以虚为主，其治不能先用下法，假如先用下法则会加剧虚损而导致病情恶化，不可救治。

【注释】

结胸证：结胸有寒证有热证，更有夹虚证。

其脉浮大者：脉浮，指结胸证兼有太阳病，或结胸证兼有正气虚弱；大者，虚甚。

不可下：不能仅用下法，但可与下法合并使用。

下之则死：先用下法且大伤正气，导致病情危重，难以救治。

【原文】 结胸证悉具，烦躁者亦死。（133）

【语译】 结胸证有诸多症状表现，烦躁日益加重，病情危重，难以救治。

【注释】

结胸证悉具：结胸证，有寒实结胸，有实热结胸，亦有夹虚结胸；悉，诸多；具，症状表现。

烦躁者亦死：烦躁的病变证机有虚有实，有寒有热，有虚实夹杂，有寒热互见，病情危重者难治。

第一章 辨太阳病脉证并治

【原文】 太阳病，脉浮而动数，浮则为风，数则为热，动则为痛，数则为虚，头痛，发热，微盗汗出，而反恶寒者，表未解也；医反下之，动数变迟，膈内拒痛，胃中空虚，客气动膈，短气，躁烦，心中懊憹，阳气内陷，心下因硬，则为结胸，大陷胸汤主之；若不结胸，但头汗出，余处无汗，剂颈而还，小便不利者，身必发黄。（134）

【语译】 病是内外夹杂性病变，在表是太阳病，脉浮而动数，脉浮主风邪侵扰，脉数主邪热壅盛，病以疼痛为主，脉数的病变证机在表不在里，头痛，发热，轻微盗汗，以及恶寒，这是表邪未被解除的缘故；若医生先用下法治其里，则脉浮数有力变为脉迟，膈内疼痛拒按，胃气因下而损伤，邪热扰动胸膈，短气，躁烦，心中懊憹，邪气内结，则心下痞硬，其治可选用大陷胸汤；若病不是结胸证，只有头汗出，身体无汗，齐颈部以下无汗，小便不利，身体必有发黄。

【注释】

太阳病：太阳温病证的表现。

脉浮而动数：动，搏动有力，即脉浮数有力。

浮则为风：正气与风邪相争则脉浮。

数则为热：正气与邪热相争则脉数。

动则为痛：动，正邪斗争；痛，经气不通。

数则为虚：虚，空虚，没有。即邪热在表不在里。

微盗汗出：盗汗的病变证机未必都是阴虚，更有正气与邪气相争，邪热熏蒸，营卫不固，阴津外泄。

而反恶寒者：在多数情况下，盗汗主阴虚，阴虚不应有恶寒，今是太阳温病证，所以有恶寒。

医反下之：病以太阳温病证为主，先用下法治其里，故曰反。

动数变迟：脉数而有力变为迟脉。

膈内拒痛：膈，胸膈；拒痛，疼痛拒按。病变证机是邪气阻结不通。

胃中空虚：胃中，胃气；空虚，受损。

客气动膈：客气，邪气；动，侵扰。

阳气内陷：阳，阳热邪气；内陷，邪气侵入。

心下因硬：心下，心中，胃脘。

若不结胸：病证表现虽有类似结胸，应与结胸证相鉴别。

余处无汗：身体其他部位没有汗出。

身必发黄：身，身体；必，必有；黄，身黄、目黄、小便黄。

【方药】 大陷胸汤

大黄去皮，六两（18g） 芒硝一升（24g） 甘遂一钱匕（1.5g）

上三味，以水六升，先煮大黄，取二升，去滓。内芒硝，煮一两沸，内甘遂末，温服一升。得快利，止后服。

【药解】 方中甘遂泻下水气，攻逐饮邪。大黄泻热涤实，泻下热结。芒硝软坚散结，泻热涤饮。

【药理】 具有利尿，调节肾功能、水电解质代谢、胃肠道蠕动，抗纤维化，抗肿瘤，消炎，抗菌，保肝利胆，降血压，调节腺体分泌，降尿酸，增强机体免疫功能等作用。

【原文】 伤寒六七日，结胸热实，脉沉而紧，心下痛，按之石硬者，大陷胸汤主之。（135）

【语译】 感受外邪六七日，外邪乘素体失调而传入，演变为结胸实热证，脉沉而紧，心下疼痛，按压胃脘像石头一样坚硬，其治可选用大陷胸汤。

【注释】

伤寒六七日：六七日，约略之辞，感受外邪已有多日，外邪可乘素体因素而发生变化。

结胸热实：结胸，病变部位在胃脘；热实，病变证机以邪实为主。

心下痛：心下，胃脘。

按之石硬者：之，胃脘；石硬，像石头一样坚硬。病变证机是痰热阻塞不通。

【原文】 伤寒十余日，热结在里，复往来寒热者，与大柴胡汤；但结胸，无大热者，此为水结在胸胁也，但头微汗

出者，大陷胸汤主之。（136）

【语译】 感受外邪十余日，邪热乘机郁结在里，以往来寒热为主，其治可选用大柴胡汤；若仅是结胸，身体未有大热，这是痰饮与热相结在胸胁，只有头部微汗出，其治可选用大陷胸汤。

【注释】

伤寒十余日：感受外邪十余日，或演变为大柴胡汤证，或演变为大陷胸汤证，外邪传变的特点因素体而变化。

热结在里：内外夹杂性病变即少阳阳明热结在里，或痰热郁结在里。

复往来寒热：复，又；往来寒热，此仅是举例而言，症状表现并非仅仅局限于往来寒热，若仅仅有往来寒热，其治未必都选用大柴胡汤。

但结胸：但，只是。

无大热者：痰热结胸，既可大热，也可无大热，此言"无大热"者，旨在与"往来寒热"相鉴别。

此为水结在胸胁也：水，饮，痰；水结，痰热互结；胸胁，病变部位。

但头微汗出者：但，只有；微，轻微。病变证机是痰热胶结于里而熏蒸于上。

【原文】 太阳病，重发汗而复下之，不大便五六日，

147

舌上燥而渴，日晡所发潮热，从心下至少腹硬满而痛不可近者，大陷胸汤主之。（137）

【语译】 病是内外夹杂性病变，以太阳病为主，根据病情只有多次使用汗法才能达到治疗目的，然后再用下法治其里，下法治疗后不大便五六日，舌上干燥而渴，发热甚于日晡左右，从胃脘至少腹部痞硬胀满、疼痛而拒按，病是结胸，其治可选用大陷胸汤。

【注释】

重发汗而复下之：重发汗，多次使用汗法；复下之，又多次用下法。

不大便五六日：实热结胸证与阳明热结证相类似，应重视鉴别诊断。

日晡所发潮热：日，每日；晡：申时，即下午3时至5时，或傍晚；所，左右。

从心下至少腹硬满而痛不可近者：心下，胃脘；少腹，包括小腹；痛不可近者，疼痛拒按。病变证机是痰热蕴结，气机阻塞不通。

【原文】 小结胸病，正在心下，按之则痛，脉浮滑者，小陷胸汤主之。（138）

【语译】 小结胸病的表现部位，正好在胃脘，按压则疼痛，脉浮滑，其治可选用小陷胸汤。

【注释】

小结胸病：小，病变较轻；结胸，病变部位在心，或在肺，或在胸膈。

正在心下：病变部位正好在胃脘。

按之则痛：心胸以痞满为主，按之则痛；或胃脘以痞满为主，按之则痛。

脉浮滑：病变证机是痰热内蕴，热盛于外，涌动于脉。

【方药】 小陷胸汤

黄连一两（3g）　　半夏洗，半升（12g）　　栝楼实大者一枚（30g）

上三味，以水六升，先煮栝楼，取三升，去滓。内诸药，煮取二升，去滓。分温三服。

【药解】 方中黄连清泻胃热，消除痞满。半夏宣降气机，燥湿化痰。栝楼实清热益阴，导热下行，化痰涤饮而不伤阴。

【药理】 具有调节心律、消化酶分泌、胃肠道蠕动，保护胃肠黏膜，调节呼吸中枢，调节水电解质代谢，解除支气管平滑肌痉挛，调节支气管腺体分泌，促进新陈代谢，抗胃溃疡，抗氧化，抗心肌缺血，增强机体免疫功能，降血脂，降尿酸，消炎，抗病毒，抗过敏等作用。

【原文】 太阳病，二三日，不能卧，但欲起，心下必

结，脉微弱者，此本有寒分也；反下之，若利止，必作结胸；未止者，四日复下之，此作协热利也。（139）

【语译】 病是内外夹杂性病变，在表是太阳病，已二三日，太阳病邪乘素体虚弱而传入，不能躺卧，仅欲坐立，心胃拘急郁结，脉微弱，这病原是寒饮郁结夹虚的病变证机；其治若未能审明寒饮夹虚，仅用下法，下后利止而病证仍在，必定演变为结胸；若下后利下不能自止者，在四日又用下法，则可引起发热、下利。

【注释】

不能卧：痰饮蕴结，气机不通，卧则气机更加壅滞。

但欲起：但，仅仅；欲，能也；起，坐立。

心下必结：心下，心中，胃脘；结，郁塞阻结。

脉微弱者：病变证机是正气虚弱，痰饮内结，虚实夹杂。

此本有寒分也：本，本来，原有；寒，寒饮；分，病变证机。

反下之：反，且。病变证机是虚实夹杂，其治仅用下法则为反。

若利止：如下利止而其他病证仍在。

必作结胸：必，必定；作，发生，演变。

未止者：未，不能；止，自止。

四日复下之：若是结胸，病证未除，下后可再下，直至病证解除；若不是结胸，因病变证机则不能反复用下法。

此作协热利也：协，伴有；热，发热；利，下利。

【原文】 太阳病，下之，其脉促，不结胸者，此为欲解也；脉浮者，必结胸；脉紧者，必咽痛；脉弦者，必两胁拘急；脉细数者，头痛未止；脉沉紧者，必欲呕；脉沉滑者，协热利；脉浮滑者，必下血。（140）

【语译】 病是内外夹杂性病变，在表是太阳病，在里是可下证，以可下证为主，根据脉促，在里是可下证而不是结胸证，其治当用下法，正确使用下法，里证得解；脉浮，病变可能是结胸证；脉紧，病变可能是咽痛；脉弦，病变可能是两胁拘急；脉细数，病变可能是头痛未除；脉沉紧，病变可能是欲呕吐；脉沉滑，病变可能是夹热下利；脉浮滑，病变可能是下血。

【注释】

下之：内外夹杂性病变，在里是可下证，病变以可下证为主。

不结胸：病证表现类似结胸证，辨证应与结胸证相鉴别。

此为欲解：可下证因治而即将解除。

脉浮：脉浮未必尽主太阳病。

结胸：其病变证机有寒有热，病变部位有在胸中、在胃脘、在腹部等。

脉紧：病变证机有寒有热，紧脉未必尽是寒证。

咽痛：病变证机有寒有热。

协热利：热证下利，或寒证下利且伴有发热。

下血：大便出血，或小便出血，或妇科出血。

【原文】 病在阳，应以汗解之，反以冷水潠之，若灌之，其热被劫不得去，弥更益烦，肉上粟起，意欲饮水，反不渴者，服文蛤散；若不差者，与五苓散。

寒实结胸，无热证者，与三物小陷胸汤，白散亦可服。
（141）

【语译】 病在表是太阳温病证，其治应选用解表发汗方药，没有用发汗方药反而用冷水喷淋，或用冷水洗浴肌肤，太阳温热之邪不仅没有被解除反而被冷水所郁遏，全身又增添心胸烦热及烦热不宁，皮肤肌肉表面有米粒状鸡皮疙瘩，根据病变证机，病人应有渴欲饮水，但却不欲饮水，其治可选用文蛤散；若用文蛤散未能达到预期治疗目的，可改用五苓散。

寒实结胸证的表现，无实热结胸证的阳热病证表现，可能夹杂痰热证其治可选用小陷胸汤、三物白散。

【注释】

病在阳：阳，表，热。即病在表是太阳温病证。

反以冷水潠之：用冷水喷洒身体，虽能缓解太阳温病证发热症状，但不是最佳治疗方法。

若灌之：假如用冷水洗浴，虽能缓解太阳温病证发热症状，但不是最佳治疗方法。

其热被劫不得去：其热，太阳温病之热邪；劫，冷水郁遏邪热；不得，不能；去，解除。

弥更益烦：弥，满，全，引申为全身；更，又；益，增加，增添；烦，心胸烦热，或烦热不安。

肉上粟起：肉，皮肤肌肉；上，表面；粟，米粒；起，凸起不平。

意欲饮水：意，思念；欲，想。

服文蛤散：文蛤散是辨治太阳湿郁证的重要基础用方。

与五苓散：五苓散既可辨治内外夹杂性病变如太阳中风证与三焦水气证相兼，又可辨治三焦水气证，更可辨治太阳湿郁重证。

寒实结胸：寒，寒邪；实，痰饮之实邪；寒实，寒邪与痰饮相结演变为结胸。

无热证者：无阳热病证表现及病变证机，应与实热结胸证相鉴别。

与三物小陷胸汤，白散亦可服：根据寒实结胸证夹杂痰热证，其治可选用小陷胸汤、三物白散，亦可选用小陷胸汤与三物白散合方。

【方药1】 文蛤散

文蛤五两（15g）

上一味，为散，以沸汤和方寸匕，服，汤用五合。

【药解】 方中文蛤味苦性寒而燥，寒则清热，苦则燥湿，苦寒相用，以愈湿郁营卫证。

【药理】 具有解热，调节腺体分泌，消炎，抗风湿，抗过敏，增强机体免疫功能等作用。

【方药2】 五苓散

猪苓去黑皮，十八铢（2.3g）　泽泻一两六铢（3.8g）　白术十八铢（2.3g）　茯苓十八铢（2.3g）　桂枝去皮，半两（1.5g）

上五味，捣为散，以白饮和，服方寸匕，日三服。多饮暖水，汗出愈，如法将息。

【药解】 方中茯苓益气健脾渗湿。猪苓清热利水渗湿。泽泻泄热渗利水湿。白术健脾燥湿制水。桂枝温通阳气，气以化水，有表则解表散邪。方药配伍特点是健脾以制水，益气以渗利，温阳以化气，解表溃邪，相互为用，以建其功。

【药理】 具有利尿，抗脂肪，降血压，改善微循环，增加血流量，调节血管通透性，调节胃肠道蠕动，保护胃肠黏膜，调节呼吸中枢，调节水电解质代谢，促进新陈代谢，抗胃溃疡，抗氧化，抗心肌缺血，增强机体免疫功能，降血脂，消炎，抗菌等作用。

【方药3】 三物白散

桔梗三分（9g）　巴豆去皮尖，熬黑，研如脂，一分（3g）
贝母三分（9g）

上三味，为散，内巴豆，更于臼中杵之，与白饮和服。强人半钱匕，羸者减之。病在膈上必吐，在膈下必利，不利，进热粥一杯，利过不止，进冷粥一杯。身热皮粟不解，欲引衣自覆，若以水潠之、洗之，益令热劫不得出，当汗而不汗则烦。假令汗出已，腹中痛，与芍药三两，如上法。

【药解】　方中巴豆攻逐寒饮，泻下冷积，开结通闭。贝母开郁，下气，化痰，散结。桔梗开提肺气，散结祛痰。

【药理】　具有抗菌，抗病毒，镇痛，抗肿瘤，促进血小板凝聚，改善微循环，调节血运状态，调节胃肠道蠕动，增加胆汁分泌，促进胰液分泌，增加肾上腺皮质激素分泌，抑制蛋白质合成，镇咳，祛痰，解痉，调节血压，调节子宫平滑肌，消炎，抗溃疡，调节中枢神经，改善支气管平滑肌痉挛等作用。

【原文】　太阳与少阳并病，头项强痛，或眩冒，时如结胸，心下痞硬者，当刺大椎第一间，肺俞、肝俞，慎不可发汗；发汗则谵语，脉弦，五日谵语不止，当刺期门。（142）

【语译】　病是太阳病证与少阳病证相兼，头痛，项部僵硬，或头晕目眩，或头昏如有所蒙，胸部时有疼痛，心下痞硬，其治当针刺大椎第一间，肺俞、肝俞，考虑治法不能仅用发汗方药；假如仅用汗法可能导致语言错乱，脉弦，病至五日谵语仍在者，其治可针刺期门穴。

【注释】

太阳与少阳并病：外邪侵袭既在太阳，又在少阳，演变为太阳病证与少阳病证相兼。

头项强痛：头痛，项部僵硬。

或眩冒：眩，头晕目眩；冒，头昏如有所蒙。

时如结胸：胸部时有疼痛如结胸状，应与结胸证相鉴别。

心下痞硬：心下，心中，胃脘；痞硬，痞塞不通。

当刺大椎第一间：针刺大椎既能激活太阳之气抗邪，又能泻少阳之热。

肺俞：既可治太阳病邪，又可防太阳病邪传入于肺。

肝俞：既可治少阳病邪，又可防少阳病邪传入于肝。

慎不可发汗：慎，谨慎，考虑；不可发汗，不可仅用发汗方药。

发汗则谵语：发汗，使用发汗方药。

五日谵语不止：五日，约略之辞；不止，病证表现当解不解。

【原文】 妇人中风，发热，恶寒，经水适来，得之七八日，热除而脉迟，身凉，胸胁下满，如结胸状，谵语者，此

为热入血室也，当刺期门，随其实而泻之。（143）

【语译】 病是内外夹杂性病变，在表是太阳病，在里是热入血室证，病人发热、怕冷，适逢月经来临，太阳病邪乘月经来临传入已有七八日，发热得解，脉迟，身体凉爽，胸胁及腹痞满，或乳房疼痛，或少腹疼痛，谵语，这是热入血室的病证表现，可针刺期门穴，应当因病变证机而采用泻实方法。

【注释】

妇人中风：中，感受外邪；风，阳，热。女子在月经来临之时而感受外邪，中风者，太阳温病证。

经水适来：感受外邪之时恰好是在月经来临之时，外邪有可传之机。

得之七八日：得之，受邪发病。太阳病邪传入少阳已有七八日。

热除而脉迟：热除，太阳温病证解除。脉迟，以里证为主。

身凉：凉，凉爽之凉，非寒凉之凉。

胸胁下满：胸，心胸；胁，胁肋；下，腹部。

如结胸状：乳房疼痛类似结胸，或经期腹痛类似结胸疼痛。

谵语：病变证机是热在血而上扰心神，或郁热在心。

热入血室：热在女子胞宫而演变为诸多病证表现。

随其实而泻之：根据病变证机是实而采用针刺泻实的方法。

【原文】 妇人中风，七八日续得寒热，发作有时，经水适断者，此为热入血室，其血必结，故使如疟状，发作有时，小柴胡汤主之。（144）

【语译】 病是内外夹杂性病变，在表是太阳温病证，在里是热入血证，太阳病邪乘经期适来而传入并加重热入血室，于七八日左右仍寒热往来，时时发作，月经当行不行，这是热入血室，病变证机是热与血相结，所以其表现类似疟疾，时时发作，其治可选用小柴胡汤。

【注释】

七八日续得寒热：续，持续；得，患病；寒热，怕冷与发热并见，或怕冷与发热交替出现。

发作有时：怕冷与发热时有时无。

经水适断：月经来临时因感受外邪而中断。

其血必结：病变证机是热与血相结在血室（胞宫）。

故使如疟状：正气蓄积力量则寒，正气奋起抗邪则热，发热怕冷交替出现如疟疾的症状。

小柴胡汤：既是辨治少阳夹杂证的重要治病方，又是辨治热入血证的重要基础方。

【原文】 妇人伤寒，发热，经水适来，昼日明了，暮则谵语，如见鬼状者，此为热入血室，无犯胃气及上二焦，必自愈。（145）

【语译】 病是内外夹杂性病变，在表是太阳温病证，在里是热入血室证，病人发热，月经适时来临，白天神志清醒，傍晚谵语，如见到鬼神，这是热入血室，确立治疗思路不能损伤胃气及上中二焦，机体正气恢复，病可向愈。

【注释】

妇人伤寒：伤寒，即广义"伤寒"，太阳温热之邪。

昼日明了：白天神志正常。

暮则谵语：暮则卫气行于阴血，与热相争，热随血而上扰心神。

如见鬼状者：病变证机是邪热随血脉上扰心神，心神不得守藏而躁动。

无犯胃气及上二焦：热入血室证有类似阳明热证及上焦病证，辨清热入血室既不在胃，也不在上焦，所以治疗不能从胃从上焦。

必自愈：必，此处指可；自，机体。

【原文】 伤寒六七日，发热，微恶寒，支节烦痛，微呕，心下支结，外证未去者，柴胡桂枝汤主之。（146）

【语译】 病是内外夹杂性病变，已六七日左右，在表是太阳病，发热，轻微怕冷；在里是少阳病，或四肢病变，或胃脘病变，肢节烦痛，轻微呕吐，心中或心下拘急不舒，这是太阳病证未解与内伤夹杂性病变的缘故，其治可选用柴胡桂枝汤。

【注释】

伤寒六七日：太阳病与少阳病相兼已六七日。

支节烦痛：支，四肢；节，关节；烦，疼痛烦扰不宁。

心下支结：心下，心中，胃脘；支，支撑拘急；结，痞塞不通。

外证未去者：外证，太阳病证；未去，太阳病证与内伤夹杂性病变不去。

【方药】 柴胡桂枝汤

桂枝去皮，一两半（4.5g）　黄芩一两半（4.5g）　芍药一两半（4.5g）　人参一两半（4.5g）　甘草炙，一两（3g）　半夏洗，二合半（6g）　大枣擘，六枚　生姜切，一两半（4.5g）　柴胡四两（12g）

上九味，以水七升，煮取三升，去滓。温服一升。本云：人参汤，作如桂枝法，加半夏、柴胡、黄芩，复如柴胡法，今用人参作半剂。（注："本云……"至末29字，与方义不符，恐为叔和批注混入正文，宜删。）

【药解】 方中柴胡清胆热，疏胆气。黄芩清泄少阳胆热，降泄浊热。桂枝解肌调卫。芍药益营泻胆。生姜、大枣，调理脾胃，和调营卫。半夏宣降气机。人参、甘草、大枣，补中益气，顾护胃气。

【药理】 具有调节胃肠道蠕动，保护胃黏膜，抑制胃酸分泌，抑制胃蛋白酶分泌，调节内分泌，调节中枢神经和周围神经，改善微循环，保肝利胆，调节水电解质代谢，抗惊厥，抗心肌缺血，消除自由基，增强机体免疫功能，消炎，抗菌，抗病毒，抗过敏，抗肿瘤，解除支气管平滑肌痉挛，调节支气管腺体分泌等作用。

【原文】 伤寒五六日，已发汗，而复下之，胸胁满微结，小便不利，渴而不呕，但头汗出，往来寒热，心烦者，此为未解也，柴胡桂枝干姜汤主之。（147）

【语译】 病是内外夹杂性病变，业已五六日，以表证为主，治当先解表，太阳病得解，当治其里，使用下法后，病人胸胁满闷并有轻微阻结不通，小便不利，口渴，未有呕吐，仅有头汗出，往来寒热，心烦，其治可选用柴胡桂枝干姜汤。

【注释】

伤寒五六日：感受外邪而为太阳病，太阳病邪又乘机加重少阳病证。

已发汗：内外夹杂性病变，以太阳病为主。

而复下之：复，重复，多次；下之，使用下法治疗的病证。既要辨清病是可下证，又要辨清病是类似可下证，治疗重在针对病变证机，切不可盲目用下法。

胸胁满微结：满，满闷；微，轻微；结，阻结不通。

小便不利：病变证机是阳气郁滞，气化不利，阴津损伤；或气不化津，水气内停。

渴而不呕：阴津损伤，少阳郁热未犯阳明胃。

但头汗出：仅有头汗出且身体无汗，病变证机是少阳郁热熏蒸于上。

心烦：少阳胆热扰心，或郁热在心。

【方药】 柴胡桂枝干姜汤

柴胡半斤（24g）　桂枝去皮，三两（9g）　干姜二两（6g）栝楼根四两（12g）　黄芩三两（9g）　牡蛎熬，三两（9g）　甘草炙，二两（6g）

上七味，以水一斗二升，煮取六升，去滓。再煎取三升，温服一升，日三服。初服微烦，复服，汗出便愈。

【药解】 方中柴胡清胆热、调气机。黄芩清泄胆热。栝楼根清热散水，化饮利小便。牡蛎软坚散结。桂枝通达阳气，助阳化饮。干姜温化水饮。甘草益气和中，顾护脾胃。

【药理】 具有保肝利胆，降血脂，降血糖，调节中枢神经和周围神经，增强机体免疫功能，改善微循环，调节内分泌，调节血压，抗休克，调节心律，抗心肌缺血，抗心脑缺氧，抗自由基，抗动脉粥样硬化，抗肿瘤，抗突变，抗衰老，抗菌，抗病毒，消炎，抗过敏，抗硬化，抗溃疡，抗惊厥，解热等作用。

【原文】 伤寒五六日，头汗出，微恶寒，手足冷，心下满，口不欲食，大便硬，脉细者，此为阳微结，必有表，复有里也；脉沉，亦在里也；汗出为阳微，假令纯阴结，不得复有外证，悉入在里，此为半在里，半在外也；脉虽沉紧，不得为少阴病，所以然者，阴不得有汗，今头汗出，故知非少阴也，可与小柴胡汤；设不了了者，得屎而解。（148）

【语译】 病是内外夹杂性病变，在表是太阳病，在里是少阳病，内外夹杂性病变已有五六日，仅有头汗出，身无汗，轻微怕冷，手足不温，心下满闷，不思饮食，大便干硬，脉细者，这是太阳病与少阳病邪气郁结，病证必定在表有太阳病，在里有少阳病；脉沉者，亦为少阳病之里脉；汗出为太阳少阳病变，假如素有少阴寒结，其不应有太阳病的表现，外邪可因少阴虚寒而尽传于内；根据病证表现及病变证机，这是半在少阳之里，半在太阳之表的表现；脉虽沉紧，不能辨为少阴病，这样的病证表现是因为少阴寒证不应有汗出，今头部汗出且身无汗，所以知道病变证机不在少阴，其治可选用小柴胡汤；假如服用小柴胡汤仍有不舒服者，若其大便得通，则诸症自除。

【注释】

伤寒五六日：伤寒，感受外邪而演变为太阳少阳夹杂病变；五六日，约略之辞。即太阳病与少阳病相兼业已五六日。

头汗出：仅头汗出且身无汗，病变证机是太阳营卫不固，少阳胆热郁蒸于上。

微恶寒：怕冷症状比较轻，即太阳病证比较轻。

手足冷：病变证机是少阳胆热内郁而不能外达。

心下满：病变证机是少阳胆热而不能疏达阳明胃气，浊气壅滞心下。

口不欲食：病变证机是阳明胃气不得少阳胆气疏泄而壅滞。

大便硬：病变证机是少阳胆热，气机不利，浊热内结。

脉细者：病变证机是少阳胆气郁滞，经气被遏。

此为阳微结：阳，太阳；微，少阳；结，邪气郁结。

必有表：在表必定有太阳病证。

复有里也：复，又；里，少阳。

脉沉：以少阳病证为主。

亦在里也：亦即少阳病是里证。

汗出为阳微：汗出的病变部位在太阳、在少阳。

假令纯阴结：假如太阳少阳的表现有类似少阴寒证，或夹杂少阴病变。

不得复有外证：少阴病虽有类似太阳少阳相兼证，但没有太阳少阳相兼证的外在表现。

悉入在里：悉，都是，全部；入，传入；里，少阴。即少阴寒证的表现全部属于里证。

此为半在里：里，指少阳。病变部位在少阳。

半在外也：外，指太阳。病变部位在太阳。

脉虽沉紧：辨脉沉紧，既可见于少阳，又可见于少阴，不能仅仅局限于某一方面。

不得为少阴病：不能将太阳少阳病证辨为少阴寒证。

阴不得有汗：少阴寒证一般以无汗为主，但少阴阳虚证可有出汗，对此应辩证对待。

今头汗出：少阴阳虚证不仅头汗出，更有全身汗出，今仅见头汗出，则为太阳少阳相兼证。

知非少阴也：知，知道；非，不是。

设不了了者：设，假如；了了，爽快，轻松。

得屎而解：少阳病证可能有不大便，若大便得通，则少阳病证得解。

【原文】 伤寒五六日，呕而发热者，柴胡汤证具，而以他药下之，柴胡证仍在者，复与柴胡汤，此虽已下之，不为逆，必蒸蒸而振，却发热汗出而解；若心下满而硬痛者，此为结胸也，大陷胸汤主之；但满而不痛者，此为痞，柴胡不

中与之，宜半夏泻心汤。（149）

【语译】 感受外邪而演变为内外夹杂性病变，病已五六日，呕吐，发热，根据病证表现符合柴胡汤方证夹杂可下证，治疗先选用其他方药泻下，药后柴胡汤方证仍在，可以再次给予柴胡汤类方药，此虽用下法治疗，仍是正确的治疗方法，又没有引起病证发生其他异常变化，再次服用柴胡汤类方药，可能出现蒸蒸发热，振振怕冷，则发热，汗出而病解；若心下满而硬痛者，这是内伤杂病演变为结胸证的表现，其治可选用大陷胸汤；若心下满而不痛者，这是内伤杂病演变为痞证的表现，其治不能用柴胡汤类方药，可选用半夏泻心汤。

【注释】

伤寒五六日： 伤寒，感受外邪并乘里由失调而演变为内外夹杂性病变；五六日，病变已有五六日。

呕而发热者： 呕，胃气上逆；发热，正邪斗争。

柴胡汤证具： 柴胡汤类方药，如小柴胡汤、柴胡加芒硝汤、大柴胡汤等；具，诸多病证表现。

而以他药下之： 而，反而；以，用；他药，非柴胡汤类方药；下之，泻下类方药，指有可下证，或类似可下证。

柴胡证仍在者： 柴胡证，柴胡汤证；仍在者，病证表现未因其他方药治疗而发生变化。

复与柴胡汤： 复，又；与，给予，服用；柴胡汤，柴胡汤类方剂。

不为逆：逆，异常变化。病变证机与病证表现未因治而发生其他异常变化。

必蒸蒸而振：必，此处指可能；蒸蒸，蒸蒸发热；振，振振怕冷。

却发热汗出而解：却，然后；发热，正气抗邪；汗出，邪从汗泄。

若心下满而硬痛者：心下，胃脘，包括胸中、腹部；满，痞塞；硬痛，坚硬疼痛。

但满而不痛者：但，仅仅；满，痞塞不通；不痛，以满闷不通为主。

此为痞：痞，满闷，阻塞。又，痞，不通，疼痛。

柴胡不中与之：柴胡，柴胡汤类方剂；不，不能；中，用也。

半夏泻心汤：既可辨治胃脘痞满不痛，又可辨治胃脘疼痛。

【方药】半夏泻心汤

半夏洗，半升（12g） 黄芩三两（9g） 人参三两（9g）干姜三两（9g） 甘草三两（9g） 黄连一两（3g） 大枣擘，十二枚

上七味，以水一斗，煮取六升，去滓，再煎取三升。温服一升，日三服。

【药解】 方中黄连、黄芩，清热燥湿，降泄浊逆。半夏醒脾和胃，燥湿和中。干姜温中理脾和胃，防止苦寒药伤中气。人参、大枣、甘草，补益中气，健脾和胃。

【药理】 具有调节胃肠道蠕动，保护胃肠黏膜，强心，改善心脑血管，改善微循环，调节呼吸中枢，调节腺体分泌，解除平滑肌痉挛，抗胃溃疡，抗氧化，抗心肌缺血，增强机体免疫功能，改善心肺肝肾功能，对中枢神经双向调节，降血压，降血脂，降血糖，镇静，镇痛，消炎，抗病毒，抗过敏，抗真菌，抗风湿，促进骨质代谢等作用。

【原文】 太阳少阳并病，而反下之，成结胸，心下硬，下利不止，水浆不下，其人心烦。（150）

【语译】 病是太阳病与少阳病相兼，病证表现有类似可下证或夹杂可下证，若被类似证所迷惑而用下法或仅仅用下法，可能疾病演变为结胸，心下坚硬，下利不止，不能饮食，以及心烦。

【注释】

太阳少阳并病：感受外邪而演变为太阳病与少阳病相兼。

而反下之：而，若；反，辨证被类似现象所迷惑，不当用而用之；下之，用下法治疗太阳少阳病证。

成结胸：成，演变；结胸，病人素有痰饮蕴结，因治而导致太阳少阳之邪传变诱发为结胸。

心下硬：心下，心中，胃脘；硬，坚硬不柔和。

下利不止：少阳病之下利不止，或结胸证之下利不止。

水浆不下：水浆，水谷；不下，不能饮食。

【原文】 脉浮而紧，而复下之，紧反入里，则作痞，按之自濡，但气痞耳。（151）

【语译】 病是内外夹杂性病变，虽脉浮紧，但以里证为主，若盲目重复使用下法，可导致太阳病邪乘机传入于里，病人心下痞满，且按之柔软，这是热郁壅滞气机的缘故。

【注释】

脉浮而紧：脉浮，正气抗邪；脉紧，正邪斗争，经脉不利。

而复下之：权衡病变或是可下证，或是类似可下证，其治切不可盲目重复使用下法。

紧反入里：紧，脉紧，又引申为太阳病邪；入里，表邪传入于里。

按之自濡：病人自觉痞满，按之柔软。

但气痞耳：但，仅仅；气痞，浊气壅滞；耳，缘故。

【原文】 太阳中风，下利，呕逆，表解者，乃可攻之。其人絷絷汗出，发作有时，头痛，心下痞硬满，引胁下痛，

干呕，短气，汗出，不恶寒者，此表解里未和也，十枣汤主之。（152）

【语译】 病是内外夹杂性病变，在表是太阳病，在里是下利，呕吐呃逆，以太阳病为主，治当先治表，太阳病解除，仍可治里。病人身体湿润似汗出，时有时无，头痛，心下痞硬满，牵引胸胁下疼痛，干呕，气短，不怕冷，这不是太阳病而是里有水饮证，其治可选用十枣汤。

【注释】

太阳中风：内外夹杂性病变，以表证为主。

下利：大便溏泄且次数多。

呕逆：呕，呕吐；逆，干呕，呃逆。

表解者：以太阳病为主，治当先表。

乃可攻之：里证为次，或即使以里证为主，其治亦当兼顾于表，且不能局限于治里。

其人漐漐汗出：漐漐，身体湿润。

头痛：病变证机是饮邪上攻。

心下痞硬满：心下，胃脘；痞，痞塞；硬，坚硬；满，胀满。

引胁下痛：引，牵引。

此表解里未和也：表解，汗出头痛的病变部位不是表证；里未和，病变证机在里。

【方药】 十枣汤

芫花熬　甘遂　大戟

上三味，等分，各别捣为散，以水一升半，先煮大枣肥者十枚，取八合，去滓。内药末，强人服一钱匕，羸人服半钱，温服之，平旦服。若下少病不除者，明日更服，加半钱，得快下利后，糜粥自养。

【药解】　方中大戟泄脏腑水邪。甘遂偏于行经隧脉络水湿。芫花偏于消胸胁脘腹四肢水邪。大枣煎汤调服，既顾护胃气，又缓和峻下，更缓解毒性。

【药理】　具有调节肾功能，调节胃肠道蠕动，调节水电解质代谢，抗组织纤维化，抗肿瘤，消炎，保肝利胆，降血压，调节腺体分泌，降尿酸，增强机体免疫功能，调节内分泌等作用。

【原文】　太阳病，医发汗，遂发热恶寒，因复下之，心下痞，表里俱虚，阴阳气并竭，无阳则阴独，复加烧针，因胸烦，面色青黄，肤瞤者，难治；今色微黄，手足温者，易治。（153）

【语译】　病是内外夹杂性病变，以太阳病为主，医生用发汗方药，但药后即刻加重发热恶寒，又因里有可下证或类似可下证且又重复使用下法，药后出现心下痞硬，内外夹杂性病变演变为表里俱虚，阴阳之气俱伤，太阳病邪乘机又传入于里并加重里证，对此又用烧针治疗虚证，病人胸中烦热，面色青黄，肌肤颤动，其病情危重，难以救治；若烧针治疗寒证，病人面色微黄且有光泽，手足温和，病情较轻，治疗较易。

【注释】

医发汗：医生用发汗方药必须辨清病变证机，否则不能取得预期治疗效果。

遂发热恶寒：遂，于是，随即，即刻，药后。

因复下之：因此又重复使用下法。

表里俱虚：原来表证是虚证即太阳中风证，因治又加重表虚证；原来里证是虚证即脾胃虚寒证，因治又加重脾胃虚寒证。

阴阳气并竭：竭，原有之虚因治而大伤；以阳虚为主，并损及阴气。

无阳则阴独：无阳，无表证，或阳虚；阴独，仅有里证，或阴寒内盛。

复加烧针：复，又；加，用。病以阳虚为主，治用烧针不当亦伤阳。

因胸烦：因，所以。用烧针，既伤阳又伤阴，更化热扰胸。

面色青黄：病变证机是因烧针而损伤阳气阴血，阳虚不温，气血不能滋养于面。

肤𥆧者：肌肤蠕动，或筋脉抽搐。病变证机是肌肤既不得阳气温煦，又不得阴津滋养，空虚无制。

今色微黄：今，目前；微黄，色黄并有光泽。病变证机是阴寒因用烧针而散，阳气因用烧针而复，气血滋荣于面。

【原文】 心下痞，按之濡，其脉关上浮者，大黄黄连泻心汤主之。（154）

【语译】

病人心下痞满，按之柔和，寸口关部脉浮较明显，其治可选用大黄黄连泻心汤。

【注释】

心下痞：包括胃脘疼痛。

按之濡：虽满或痛，但按之柔软。

其脉关上浮者：寸关尺三部脉均浮，以关部脉浮明显。

【方药】 大黄黄连泻心汤

大黄二两（6g） 黄连一两（3g）

上二味，以麻沸汤二升，渍之，须臾，绞去滓。分温再服。

【药解】 方中大黄泄热和胃，通畅气机。黄连清泄胃热，降泄浊逆。尤其是煎煮以沸水浸泡，以取其气，薄其味，重在清泄中焦无形之热，而不引起泻下，此即用药之奥妙。

【药理】 具有调节胃肠道蠕动，促进消化，保肝利胆，促进胆汁分泌，促进血液中胆红素迅速排泄，抗血小板聚集，解热，消炎，抗菌，抗病毒，抗支原体，抗过敏，抗血吸虫，镇静，镇痛，抗胆碱能抑制，抗自由基，降低心肌收缩力，降血压，降血糖，增强纤维蛋白溶解活性，防止动脉粥样硬化，防止血栓形成，促进血小板聚集，调节内分泌，调节中枢神经，增强机体免疫功能等作用。

【原文】 心下痞，而复恶寒汗出者，附子泻心汤主之。（155）

【语译】 心下痞满，且又伴有怕冷、汗出者，其治可选用附子泻心汤。

【注释】

心下痞：包括胃痛、胃胀。

而复恶寒汗出者：而，伴有；复，又。

【方药】 附子泻心汤

大黄二两（6g） 黄连一两（3g） 黄芩一两（3g） 附子炮，去皮，破，别煮取汁，一枚（5g）

上四味，切三味，以麻沸汤二升渍之，须臾，绞去滓，内附子汁，分温再服。

【药解】 方中大黄清泄脾胃无形邪热。黄连、黄芩，以增强清脾泄胃之力，尤其是麻沸汤浸渍，取其气清轻上扬，避免性味重浊泻下。附子久煎别煮取汁，以温肾壮阳，顾护卫气。

【**药理**】 具有强心，调节心律，抗心肌缺血，抗心脑缺氧，调节血压，抗自由基，增强机体免疫功能，调节内分泌，调节糖代谢，调节胃肠道蠕动，消炎，抗病毒，抗菌，抗真菌，抗过敏等作用。

【**原文**】 本以下之，故心下痞，与泻心汤，痞不解，其人渴而口燥烦，小便不利者，五苓散主之。（156）

【**语译**】 根据病证表现应当用下法，但用下法之后病以心下痞满为主，其治用泻心汤类，用后痞满不除，病人口渴、口燥特别明显，伴有心烦，小便不利，其治可选用五苓散。

【**注释**】

本以下之：本，本有，根据；以，用。

故心下痞：痞，痞满，包括疼痛。

与泻心汤：与，给予。泻心汤类有半夏泻心汤、生姜泻心汤、甘草泻心汤、附子泻心汤、大黄黄连泻心汤、泻心汤。

痞不解：病变证机不是泻心汤方证，故用之不能达到治疗目的。

其人渴而口燥烦：口燥渴者，口渴、口干特别明显，或口渴与心烦并见。

小便不利：病变证机是水气浸淫，壅滞气机，气化不利。

第一章 辨太阳病脉证并治

【原文】 伤寒，汗出，解之后，胃中不和，心下痞硬，干噫食臭，胁下有水气，腹中雷鸣，下利者，生姜泻心汤主之。（157）

【语译】 病是内外夹杂性病变，在表有太阳病，在里有脾胃不和证，以太阳病为主，治当先发汗，治表之后，胃气不和，心下痞硬不通，浊气上逆且伴有不消化食物的气味，胁下腹中水气逆行，腹中肠间雷鸣，大便溏泄，其治可选用生姜泻心汤。

【注释】

伤寒：感受外邪而演变为内外夹杂性病变。

汗出：内外夹杂性病变，以表证为主，治当选用汗法。

胃中不和：胃，脾胃；中，胃脾之间。

干噫食臭：干噫，胃中浊气上逆；食臭，嗳出不消化食物气味。

胁下有水气：胁下，包括腹中；水气，水气逆行。

腹中雷鸣：腹中水气逆行，与气相击则鸣。

生姜泻心汤：既可辨治病变以胃脘痞满为主，又可辨治病变以胃脘疼痛为主，更可辨治病变以胃脘气逆为主。

【方药】 生姜泻心汤

生姜切，四两（12g） 甘草炙，三两（9g） 人参三两（9g） 干姜一两（3g） 黄芩三两（9g） 半夏洗，半升（12g） 黄连一两（3g） 大枣擘，十二枚上八味，以水一斗，煮取六升，去滓。再煎取三升，温服一升，日三服。附子泻心汤，本云加附子、半夏泻心汤、甘草泻心汤，同体别名耳。生姜泻心汤，本云理中人参黄芩汤去桂、术加黄连。并泻肝法。

【药解】 方中黄连、黄芩，清热燥湿。半夏、干姜，理脾和胃，宣畅气机，兼防寒凉药伤胃。生姜醒脾理中，散结行气，降泄浊逆，散水气，化饮食。人参、大枣、甘草，补中益气，调补脾胃。

【药理】 具有调节胃肠道蠕动，保护胃肠黏膜，强心，改善心脑血管，改善微循环，调节呼吸中枢，调节腺体分泌，解除平滑肌痉挛，抗胃溃疡，抗氧化，抗心肌缺血，增强机体免疫功能，改善心、肺、肝、肾功能，对中枢神经双向调节，降血压，降血脂，降血糖，镇静，镇痛，消炎，抗病毒，抗过敏，抗真菌，抗风湿，促进骨质代谢等作用。

【原文】 伤寒、中风，医反下之，其人下利日数十行，谷不化，腹中雷鸣，心下痞硬而满，干呕，心烦，不得安；医见心下痞，谓病不尽，复下之，其痞益甚，此非结热，但以胃中虚，客气上逆，故使硬也，甘草泻心汤主之。（158）

【语译】 病是内外夹杂性病变，以表证为主，在表或是太阳伤寒证，或是太阳中风证，虽有里证切不可盲目用下，若逆而用之，则会损伤正气，病人大便每日溏泄十余次，泻下伴有不消化食物，腹中雷鸣，心下痞硬而胀满，干呕，心烦，睡眠不安；若医生诊治心下痞未能分清虚实，便认为是实证不除，更用下法，胃脘痞满日益加重，这不是阳明热结痞证，仅是脾胃虚弱，浊气内扰上逆，所以有胃脘痞硬，其治可选用甘草泻心汤。

【注释】

伤寒： 辨太阳病为太阳伤寒证。

中风： 辨太阳病为太阳中风证。

医反下之： 医，医生；反，不当用下而用下，谓之反。

其人下利日数十行： 下利，大便溏泄；行，次数；日数十行，大便每日十余次。

谷不化： 泻下有不消化食物。

不得安： 胃不和则睡眠不安。

医见心下痞： 医，一般的医生；见，诊治；痞，痞满，包括疼痛。

谓病不尽： 谓，认为；尽，解除。

其痞益甚： 痞满日益加重。

此非结热： 寒热夹虚证有类似阳明热结证。

客气上逆： 客气，邪气，浊气；上逆，浊气壅滞。

【方药】 甘草泻心汤

甘草炙，四两（12g）　黄芩三两（9g）　半夏洗，半升（12g）

大枣擘，十二枚　黄连一两（3g）　干姜三两（9g）　人参三两

（9g）

上七味，以水一斗，煮取六升，去滓。再煎煮三升，温服一升，日三服。

> 按：《伤寒论》载方无人参，恐是传抄之误；《金匮要略》载方有人参，以甘草泻心汤主治病证揆度，当有人参为是。

【药解】 方中甘草补中益气，生化气血。黄连、黄芩，清热燥湿。半夏、干姜，宣畅气机，防止苦寒药伤胃。人参、大枣、甘草，补益中气，健脾和胃。

【药理】 同生姜泻心汤。

【原文】 伤寒，服汤药，下利不止，心下痞硬，服泻心汤已；复以他药下之，利不止，医以理中与之，利益甚；理中者，理中焦，此利在下焦，赤石脂禹余粮汤主之；复不止者，当利其小便。（159）

【语译】 病是内外夹杂性病变，以里证为主，治里未能恰到好处且仅用泻下类汤剂，药后下利不止，心下痞硬，病证类似泻心汤证，仅用泻心汤类方药则不能达到预期治疗目的；进而改用其他泻下类方药，病人下利不止，医生仅用理中丸治疗下利，但下利症状较前更甚；总之，理中丸是辨治脾胃虚寒证的重要代表方，此下利的病变证机不是脾胃虚寒，而是下焦滑脱不禁证，其治当用赤石脂禹余粮汤，收涩固脱；假如病变证机不是下焦滑脱不禁证，而是水气浸淫下注证，其治当改用利小便的方药。

【注释】

伤寒：感受外邪而演变为内外夹杂性病变，在表是太阳病，在里是下利不止。

服汤药：汤药，泻下类方药。

下利不止：原有虚寒不大便，因用寒下药而加剧虚寒，症状演变为下利不止。

心下痞硬：心下痞满坚硬，包括疼痛。

服泻心汤已：已，后。即仅用泻心汤类方药治疗虚寒下利之后。

复以他药下之：复，又；他药，泻下类方药。用下法辨治下利，必须辨清病变证机有热结旁流，有寒结旁流，切不可盲目用下法。

利不止：病变证机既不是热结旁流，也不是寒结旁流，对此必须重新辨证，以法论治。

医以理中与之：医，一般的医生；理中，理中丸；与之，给予治疗。

利益甚：理中丸针对病变证机是脾胃虚寒，而对下焦滑脱不禁不能仅用理中丸，否则会加重下利。

此利在下焦：利，下利。脾胃虚寒证，下焦虚寒证，均可选用理中丸，若病变证机非虚寒，用理中丸则不能达到预期治疗目的。

当利其小便：病变证机是水气内盛之下利，治当选用利小便的方药，即利小便以实大便。

【方药】 赤石脂禹余粮汤

赤石脂碎，一斤（48g）　太一禹余粮碎，一斤（48g）

上二味，以水六升，煮取二升，去滓。分温三服。

【药解】 方中赤石脂温涩止利，收涩固络。禹余粮涩肠止泻，收敛止血，固涩脉络。

【药理】 具有调节胃肠道蠕动，解除胃肠和支气管平滑肌痉挛，调节腺体分泌，调节内分泌，调节水液代谢等作用。

【原文】 伤寒，吐下后，发汗，虚烦，脉甚微，八九日，心下痞硬，胁下痛，气上冲喉咽，眩冒，经脉动惕者，久而成痿。（160）

【语译】 病是内外夹杂性病变，在表是太阳病，在里是可吐证或类似可吐证，可下证或类似可下证，以里证为主，治当先用吐下，吐下病证得除或缓解，再使用发汗方药治其表，药后病人心烦，脉微弱，经八九日左右，心下痞硬坚满，胁下疼痛，胸脘浊气上冲喉咽，头昏目眩，肌肉筋脉颤抖抽动，久而不愈则可演变为肌肉筋脉萎缩不用。

【注释】

伤寒：感受外邪而演变为内外夹杂性病变。

吐下后：吐，可吐证或类似可吐证；下，可下证或类似可下证；后，治疗之后，应重视鉴别诊断。

发汗：针对太阳病而选用不同的治疗方药。

虚烦：虚，病变证机属于虚；烦，心烦。

脉甚微：脉微弱较明显，似有似无。

胁下痛：下，里。胁里疼痛。

气上冲喉咽：气，浊气；冲，冲逆于上。

眩冒：眩，头晕目眩；冒：头昏不清。

经脉动惕者：经脉，筋脉；动惕，颤抖抽动。

久而成痿：久，病久不愈；痿，筋脉肌肉萎缩不用。

【原文】 伤寒，发汗，若吐，若下，解后，心下痞硬，噫气不除者，旋覆代赭汤主之。（161）

【语译】 病是内外夹杂性病变，以表证为主，在表是太阳病，在里是可吐证或类似可吐证，可下证或类似可下证，且以表证为主，汗后表证得除，且因用吐下后又伤脾胃，病人心下痞满坚硬，嗳气不除，其治可选用旋覆代赭汤。

【注释】

发汗：内外夹杂性病变，以太阳病为主。

若吐：若，可能；吐，可吐证，或类似可吐证。

若下：下，可下证，或类似可下证。

解后：解，治疗。

噫气不除：胃中浊气上冲至咽而不得出。

【方药】 旋覆代赭汤

旋覆花三两（9g） 代赭石一两（3g） 人参二两（6g）
生姜五两（15g） 甘草炙，三两（9g） 半夏洗，半升（12g）
大枣擘，十二枚

上七味，以水一斗，煮取六升，去滓。再煎取三升。温服一升，日三服。

【药解】 方中旋覆花下气降逆，化痰散结，能升能降，升则调气，降则泄浊，疏肝利肺和胃。代赭石重镇降逆，下气平肝和胃。半夏燥湿化痰，宣降气机。生姜温胃暖肝，和中化痰。人参、大枣、甘草，健脾和胃，补益中气。

【药理】 具有调节胃肠道蠕动，保护胃肠黏膜，解除胃肠平滑肌痉挛，调节呼吸中枢，调节腺体分泌，促进新陈代谢，抗胃溃疡，抗氧化，抗心脑缺氧，增强机体免疫功能，改善心肺肝肾功能，对中枢神经双向调节，抗焦虑，抗抑郁等作用。

【原文】 下后，不可更行桂枝汤，若汗出而喘，无大热者，可与麻黄杏子石膏甘草汤。（162）

【语译】 病是内外夹杂性病变，病以可下证为主，用下法后，太阳中风证因用下法而发生变化，其治不能再用桂枝汤，如果汗出而喘，身体无明显发热者，其治可选用麻杏石甘汤。

【注释】

下后：可下证可能是肺热证伴有不大便，其治可用下法且不可仅用下法，最好是治肺热兼用下法。对此一定要辨清不大便症属于可下证还是属于类似可下证。

不可更行桂枝汤：太阳中风证因用下法而发生变化。

若汗出而喘：肺热证仍在，伴有不大便，因用下法而解除。

无大热者：肺热证之身热因用下法而减轻。

【原文】 太阳病，外证未除，而数下之，遂协热而利，利下不止，心下痞硬，表里不解者，桂枝人参汤主之。（163）

【语译】 病是内外夹杂性病变，在表有太阳病，在里有脾胃虚寒证，以里证为主，又因脾胃虚寒证有类似可下证或夹杂可下证，其治若未能辨清病变证机而多次用下法治疗，太阳病发热仍在，又伴有下利不止，心下痞硬，病仍是内外夹杂性病变，以里证为主，其治可选用桂枝人参汤。

【注释】

外证未除：太阳病证仍未解除。

而数下之：运用下法必须辨清病证是可下证还是类似可下证。

遂协热而利：遂，生长，引申有；协热，太阳病有发热；利，大便溏泄。

利下不止：病变证机是脾胃虚寒，正气不固，清气下泄。

心下痞硬：病变证机是气虚不运，寒气凝滞，胃脘痞塞不通。

桂枝人参汤：既可辨治内外夹杂性病变，以脾胃虚寒为主，又可辨治脾胃虚寒重证。

【方药】 桂枝人参汤

桂枝别切，四两（12g）　甘草炙，四两（12g）　白术三两（9g）　人参三两（9g）　干姜三两（9g）

上五味，以水九升，先煮四味，取五升，内桂，更煮取三升，去滓。温服一升，日再，夜一服。

【药解】 方中桂枝解肌散寒，温中散寒，温阳益气。人参补益脾胃。干姜温阳散寒，醒脾和胃。白术健脾益气，生化气血。甘草益气化阳和阳。

【药理】 具有保护胃肠黏膜，抗胃溃疡，对肠胃蠕动双向调节，调节中枢神经和周围神经，调节心律，改善微循环，消炎，抗风湿，抗衰老，增强机体免疫功能等作用。

【原文】 伤寒，大下后，复发汗，心下痞，恶寒者，表未解也；不可攻痞，当先解表，表解乃可攻痞；解表宜桂枝

汤，攻痞宜大黄黄连泻心汤。（164）

【语译】 病为内外夹杂性病变，在表是太阳病，在里是可下证，以里证为主，治当用下法，用下之后，又使用汗法，心下痞满，怕冷，太阳病证仍在。内外夹杂性病变因治而演变为以表证为主，在表是太阳中风证，在里是脾胃热证，其治不可先治里，当先解表，只有表证解除才能选用治痞方药。在表是太阳中风证，可选用桂枝汤；在里是脾胃热证，可选用大黄黄连泻心汤。

【注释】

伤寒：感受外邪而演变为内外夹杂性病变。

大下后：在里有可下证，辨治应分清病变轻重。

复发汗：复，又用，即又使用汗法解表。

心下痞：病变证机是脾胃郁热，气机壅滞。

解表宜桂枝汤：表，太阳中风证。

攻痞宜大黄黄连泻心汤：攻，治疗；痞，胃脘痞满，病变证机属于热。

【原文】 伤寒，发热，汗出不解，心中痞硬，呕吐而下利者，大柴胡汤主之。（165）

【语译】 病是内外夹杂性病变，身体发热，内伤夹杂性病变夹杂太阳病或类似太阳病，即使当用汗法也不能仅用汗法，用之病证不解，心中痞硬，呕吐，下利，其治可选用大柴胡汤。

【注释】

伤寒：感受外邪而乘机传入并加重少阳阳明病证。

发热：自觉发热，或体温升高，太阳病症状表现，或类似太阳病表现。

汗出不解：使用汗法，发热未能因汗出而解，病变部位不在太阳而在少阳阳明。

心中痞硬：心中，指心、胃；痞硬，心中痞硬，或胃中痞硬。

呕吐而下利：呕吐，胆热逆胃，胃热上逆；下利，少阳阳明邪热下迫，或阳明热结旁流下利。

大柴胡汤：既能辨治冠心病之心中痞硬，又能辨治慢性胃炎之胃脘痞硬。

【原文】 病如桂枝证，头不痛，项不强，寸脉微浮，胸中痞硬，气上冲喉咽不得息者，此为胸有寒也，当吐之，宜瓜蒂散。（166）

【语译】 病证表现类似桂枝汤证，可头不痛，项不僵硬，只是寸脉轻微浮，胸中痞硬，气上冲喉咽不能呼吸，这是胸有痰饮阻塞夹有寒，治当用吐法，可选用瓜蒂散；亦可选用瓜蒂散与四逆汤合方。

【注释】

病如桂枝证：病，病证表现；如，像，类似；桂枝证，桂枝汤证。

寸脉微浮：微，轻微，略有，不是脉微弱之微。

胸中痞硬：胸中，心胸。

气上冲喉咽不得息者：气，胸中浊气；得，能；息，呼吸。

此为胸有寒也：此为胸有痰饮阻塞夹有寒。

【方药】 瓜蒂散

瓜蒂熬黄，一分（3g）　赤小豆一分（3g）

上二味，各别捣筛，为散已，合治之，取一钱匕，以香豉一合，用热汤七合，煮作稀粥，去滓。取汁和散，温，顿服之，不吐者，少少加，得快吐，乃止。诸亡血、虚家，不可与瓜蒂散。

【药解】 方中瓜蒂善于涌吐痰涎、宿食及毒物。香豉轻清宣泄，宣达胸膈胃脘气机。赤小豆降泄利水，制约瓜蒂、香豉上越涌吐而不损伤正气。

【药理】 具有对胃肠道蠕动和胃肠神经双向调节，调节支气管平滑肌，调节腺体分泌，保肝，调节血糖，抗组织纤维化，利尿，抗衰老，增强机体免疫功能，消炎，解热等作用。

【原文】 病胁下素有痞，连在脐旁，痛引少腹入阴筋者，此名脏结，死。（167）

【语译】 病人胁下素有痞块，并连及脐旁周围，疼痛牵引少腹及阴部，这是脏结的危候，预后不良。

【注释】

病胁下素有痞：胁下，肝胆；素，久病；痞，痞块阻结。

连在脐旁：脐旁，脾腹。肝胆痞块连及于脾腹。

痛引少腹入阴筋：引，牵引；入，相连，连接；阴，前阴；阴筋，男女生殖器。

脏结：脏气血郁结，即症瘕（类同肿瘤或转移病变）。

死：病情危重，难以救治。

【原文】 伤寒，若吐，若下后，七八日不解，热结在里，表里俱热，时时恶风，大渴，舌上干燥而烦，欲饮水数升者，白虎加人参汤主之。（168）

【语译】 病为内外夹杂性病变，在表是太阳病，在里是可吐证或可下证，以里为主，虽经治疗但病于七八日仍不解，病变证机是热结在里，邪热盛于内外，并有时时怕风，特别口渴，舌上干燥而烦，或心烦，饮水多且不能解渴，其治可选用白虎加人参汤。

【注释】

伤寒：感受外邪而为太阳病，太阳病邪传入并加重阳明热证。

若吐：内外夹杂性病变，或是以可吐证为主。

若下：内外夹杂性病变，或是以可下证为主。

七八日不解：用吐下方法治疗，病于七八日仍不解。

热结在里：病变证机是阳明邪热郁结于里。

时时恶风：病变证机是热遏阳气而不能温煦于外，此虽有类似太阳病，但阳明以表里俱热为特征，而太阳仅以表热为主。

欲饮水数升者：数升，约略之辞，形容口渴特别明显。

【原文】 伤寒，无大热，口燥渴，心烦，背微恶寒者，白虎加人参汤主之。（169）

【语译】 病人感受外邪而为内外夹杂性病变，以里证为主，病人没有明显发热，口燥烦渴，心烦，背部轻微怕冷，其治可选用白虎加人参汤。

【注释】

伤寒：感受外邪而为内外夹杂性病变，在表是太阳伤寒证，在里是阳明热盛津气两伤证。

无大热：病人仅有自觉身热，没有明显的发热症状。

口燥渴：口舌干燥而渴，或口渴特别严重。

背微恶寒者：背部轻微怕冷，病变证机是阳明热盛伤气，气伤则不能固护于外。

白虎加人参汤：既可辨治阳明热盛津气两伤证之身大热，又可辨治阳明热盛津气两伤证之无大热。

【原文】 伤寒，脉浮，发热，无汗，其表不解，不可与白虎汤；渴欲饮水，无表证者，白虎加人参汤主之。（170）

【语译】 病是内外夹杂性病变，在表是太阳伤寒证，在里是阳明热盛证，病有脉浮、发热、无汗，且以表证为主，其治不能先用白虎汤，应先治太阳伤寒证；治表之后，病以渴欲饮水为主，在表之太阳伤寒证已除，病变为阳明热盛津气两伤证，其治可选用白虎加人参汤。

【注释】

伤寒：感受外邪而为内外夹杂性病变，在表是太阳伤寒证。

其表不解：其，病人；表，太阳伤寒证；不解，病证仍在。

不可与白虎汤：内外夹杂性病变，以太阳伤寒证为主，其治应先用麻黄汤，或兼以治里，不能先用白虎汤。

渴欲饮水：病变由阳明热盛证演变为阳明热盛津气两伤证。

无表证者：表证解除，或表证居次。

【方药1】 白虎汤

知母六两（18g）　石膏碎，一斤（48g）　甘草炙，二两（6g）　粳米六合（18g）

上四味，以水一斗，煮米熟，汤成，去滓。温服一升，日三服。

【药解】 方中知母清阳明胃热，生津除烦止渴。石膏泻热生津，养阴退热。粳米、甘草，补中益气，生津养胃，并制约知母、石膏苦寒伤胃。

【药理】 具有改善胃肠平滑肌，调节内分泌，调节中枢神经，调节体温中枢，抗菌，消炎，降血糖，抑病毒，抗支原体，抗过敏，镇静，镇痛，抗惊厥等作用。

【方药2】 白虎加人参汤

知母六两（18g）　石膏碎，绵裹，一斤（48g）　甘草炙，二两（6g）　粳米六合（18g）　人参三两（9g）

上五味，以水一斗，煮米熟，汤成，去滓。温服一升，日三服。此方立夏后、立秋前乃可服，立秋后不可服，正月、二月、三月尚凛冷，亦不可与服之，与之则呕利而腹痛。诸亡血、虚家，亦不可与，得之则腹痛利者，但可温之，当愈。

【药解】 方中知母清阳明胃热，生津除烦止渴。石膏泻热生津，养阴退热。人参、粳米、甘草，补中益气，健脾和中，生津益营，并制约知母、石膏苦寒伤。

【药理】 具有改善胃肠平滑肌，调节内分泌，调节中枢神经，调节体温中枢，抗菌，消炎，降血糖，抑病毒，抗支原体，抗过敏，镇静，镇痛，抗惊厥，增强机体免疫功能等作用。

【原文】 太阳与少阳并病，心下痞，颈项强而眩者，当刺大椎、肺俞、肝俞，慎勿下之。（171）

【语译】 病是内外夹杂性病变，在表是太阳病，在里是少阳病，心下痞满，颈项僵硬，头晕目眩，其治当针刺大椎、肺俞、肝俞，权衡病证表现虽有类似可下证或可下证，但不可盲目使用下法。

【注释】

太阳与少阳并病：并，兼，夹杂性病变。即太阳病证与少阳病证相兼。

心下痞：其病变部位可在少阳、脾胃，应重视鉴别诊断。

颈项强而眩者：颈项强，病变部位可在少阳、太阳，应重视鉴别诊断；眩，病变部位可在少阳、太阳，应重视鉴别诊断。

慎勿下之：慎，权衡；勿，不可；下之，下法治疗病证。

【原文】 太阳与少阳合病，自下利者，与黄芩汤；若呕者，黄芩加半夏生姜汤主之。（172）

【语译】 太阳病与少阳病证相兼，以少阳病证为主，太阳病邪可因少阳失调而传入，演变为少阳下利郁热夹虚证，其治可选用黄芩汤。假如里证是少阳与阳明相兼，以呕吐为主，其治可选用黄芩加半夏生姜汤。

【注释】

太阳与少阳合病：太阳病证与少阳病证相兼。

自下利：自，本有。即少阳本有下利，太阳病邪传入并加重少阳下利，或少阳夹杂阳明之下利。

黄芩汤：辨治下利的病变证机是少阳郁热夹气血虚证。

若呕者：在里是少阳病与阳明病相兼，在阳明是胃寒气逆。

黄芩加半夏生姜汤：既可辨治少阳胆热证与阳明胃寒证相兼，又可辨治寒热夹杂呕利证。

【方药1】 黄芩汤

黄芩三两（9g） 芍药二两（6g） 甘草炙，二两（6g）
大枣擘，十二枚

上四味，以水一斗，煮取三升，去滓。温服一升，日再，夜一服。

【药解】 方中黄芩清热止利。芍药泻胆热，敛胆气，和血脉，利气血。甘草、大枣，补益胆气，并制约黄芩寒凉伤中气。

【药理】 具有保肝利胆，降血脂，降血糖，增强机体免疫功能，调节胃肠道蠕动，调节内分泌，抗菌，抗病毒，消炎，抗过敏，解热等作用。

【方药2】 黄芩加半夏生姜汤

黄芩三两（9g）　　芍药二两（6g）　　甘草炙，二两（6g）

大枣擘，十二枚　半夏洗，半升（12g）　生姜切，一两半（4.5g）

上六味，以水一斗，煮取三升，去滓。温服一升，日再，夜一服。

【药解】 方中黄芩清少阳胆热。芍药泻胆热，敛胆气，和血脉，利气血。半夏温胃散寒，醒脾降逆。生姜调理脾胃，散寒降逆止呕。甘草、大枣，补益胆气，制约黄芩寒凝伤胃。

【药理】 具有调节胃肠道蠕动，解除平滑肌痉挛，保肝利胆，降血脂，增强机体免疫功能，改善微循环，调节内分泌，抗菌，抗病毒，消炎，抗过敏，抗肝硬化，抗溃疡，抗惊厥，解热等作用。

【原文】 伤寒，胸中有热，胃中有邪气，腹中痛，欲呕吐者，黄连汤主之。（173）

【语译】 病是内外夹杂性病变，在表是太阳病，在里是胸热胃寒证或胃热脾寒证，更因太阳病邪乘里失调而传入，病变演变为以里证为主，胸中烦热，胃中寒冷，腹中痛，欲呕吐，其治可选用黄连汤。

【注释】

伤寒：感受外邪，因素体脾胃失调而传入。

胸中有热：郁热在胸中，或郁热在胃脘。

胃中有邪气：寒郁在胃，或寒郁在脾。

黄连汤：方名虽以黄连命名，但辨治病证则以寒为主，热居次。

【方药】 黄连汤

黄连三两（9g）　　甘草炙，三两（9g）　　干姜三两（9g）桂枝去皮，三两（9g）　　人参二两（6g）　　半夏洗，半升（12g）大枣擘，十二枚

上七味，以水一斗，煮取六升，去滓。温服一升，日三服，夜二服。

【药解】 方中黄连清热燥湿，降逆泄浊。干姜温中散寒醒脾。桂枝醒脾和胃，温通阳气。半夏醒脾燥湿，和胃降逆。人参补益脾胃。甘草、大枣，补益中气。

【药理】 具有解除胃肠平滑肌痉挛，调节胃肠道蠕动，保护胃肠黏膜，强心，改善心脑血管，改善微循环，调节呼吸中枢，调节腺体分泌，抗胃溃疡，抗氧化，抗心肌缺血，增强机体免疫功能，改善心、肺、肝、肾功能，对中枢神经双向调节，降血压，降血脂，降血糖，镇静，镇痛，消炎，

抗病毒，抗过敏，抗真菌，抗风湿，促进骨质代谢等作用。

【原文】 伤寒八九日，风湿相搏，身体疼烦，不能自转侧，不呕，不渴，脉浮虚而涩者，桂枝附子汤主之；若其人大便硬，小便自利者，去桂加白术汤主之。（174）

【语译】 感受外邪八九日，病变证机是风寒湿相结，身体疼痛，烦扰不宁，不能活动转侧，没有呕吐与口渴，脉浮虚且涩，其治可选用桂枝附子汤；若病人大便坚硬，小便尚可，其治可选用桂枝附子去桂加白术汤。

【注释】

伤寒八九日：伤寒，感受外邪；八九日，约略之辞。

风湿相搏：风湿，风寒湿；相搏，相互夹杂而为邪。

身体疼烦：虽有类似太阳病，但不是太阳病，应与之相鉴别。

不能自转侧：身体疼痛，活动受限。

脉浮虚而涩：脉浮，正气与风寒湿相争；虚，阳气虚弱；涩，寒湿凝滞经脉。

其人大便硬：病变证机是风寒湿壅滞气机，阻滞不通。

小便自利：病变证机是正气虽虚，尚能化湿，湿邪尚未留结脏腑。

【方药1】 桂枝附子汤

桂枝去皮，四两（12g）　　附子炮，去皮，破，三枚（15g）

生姜切，三两（9g）　大枣擘，十二枚　甘草炙，二两（6g）

上五味，以水六升，煮取二升，去滓。分温三服。

【药解】　方中桂枝温通阳气，通达经气，祛风散寒。附子温壮阳气，驱逐寒湿。生姜温阳散寒，振奋阳气，驱散寒湿。大枣、甘草，益气补中，助阳补阳。

【药理】　具有抗风湿，消炎，抗菌，抗过敏，抗病毒，抗氧化，改善微循环，增强机体免疫功能，强心，调节心律，促进机体造血功能，调节钾、钠、钙代谢，调节中枢神经和周围神经，调节内分泌等作用。

【方药2】　桂枝附子去桂加白术汤（白术附子汤）

附子炮，去皮，破，三枚（15g）　白术四两（12g）　生姜切，三两（9g）　大枣擘，十二枚　甘草炙，二两（6g）

上五味，以水六升，煮取二升，去滓。分温三服。初一服，其人身如痹，半日许复服之，三服都尽，其人如冒状，勿怪。此以附子、白术并走皮内，逐水气未得除，故使之耳。法当加桂四两，此本一方二法。以大便硬，小便自利，去桂也；以大便不硬，小便不利，当加桂。附子三枚，恐多也，虚弱家及产妇，宜减服之。

【药解】　方中附子壮阳气，散阴寒，通经气，利关节。白术益气健脾燥湿。生姜散寒除湿。大枣、甘草，益气和中，既缓附子之烈性，又缓急止痛。

【药理】　具有抗风湿，消炎，抗菌，抗过敏，抗病毒，抗氧化，抗疲劳，改善微循环，增强机体免疫功能，强心，调节心律，促进机体造血功能，调节胃肠直蠕动，调节钾钠钙代谢，调节中枢神经和周围神经，调节内分泌等作用。

【原文】 风湿相搏，骨节疼烦，掣痛，不得屈伸，近之则痛剧，汗出，短气，小便不利，恶风，不欲去衣，或身微肿者，甘草附子汤主之。（175）

【语译】 风寒湿相互搏结，骨节疼痛烦扰不宁，尤其是疼痛如同牵拉欲断裂一样，关节不能自如屈伸，按之疼痛加剧，汗出，气短，小便不利，怕风，不欲减衣，或者身体轻微肿胀，其治可选用甘草附子汤。

【注释】

风湿相搏：风寒湿侵袭且相互搏结。

骨节疼烦：烦，心烦，烦扰不宁。

掣痛：掣，牵拉样的感觉。

不得屈伸：关节疼痛且活动受限。

近之则痛剧：近之，按压病变部位；痛剧，疼痛加重。

不欲去衣：怕风较重，欲加衣不欲减衣。

或身微肿者：病变证机是寒湿浸淫肌肉，壅滞经脉。

【方药】 甘草附子汤

甘草炙，二两（6g） 附子炮，去皮，破，二枚（10g） 白术二两（6g） 桂枝去皮，四两（12g）

上四味，以水六升，煮取三升，去滓。温服一升，日三服。初服得微汗则解，能食，汗止，复烦者，将服五合，恐一升多者，宜服六七合为始。

【药解】 方中附子温阳通经，散寒止痛。桂枝温通血脉，通利关节。白术健脾和胃，生化气血，除寒燥湿。甘草益气补中，调和诸药。

【药理】 具有抗风湿，消炎，抗菌，抗过敏，抗肿瘤，抗氧化，抗溃疡，改善微循环，增强机体免疫功能，强心，调节心律，促进造血功能，调节胃肠道蠕动，促进消化，调节钾钠钙代谢，调节中枢神经和周围神经，调节内分泌等作用。

【原文】 伤寒，脉浮滑，此以表有热，里有寒，白虎汤主之。（176）

【语译】 感受外邪而为内伤夹杂性病变，脉浮滑，病变证机既有邪热盛于外，又有阴寒盛于内，其治可选用白虎汤清泻热盛，四逆温阳散寒。

【注释】

伤寒：广义伤寒，感受温热之邪而为阳明热盛证。

脉浮滑：脉浮，热盛于外；脉滑，热郁于内。

此以表有热：这是热盛于表，在表有身热。

里有寒：热盛于外而夹杂里寒。

【原文】 伤寒，脉结代，心动悸，炙甘草汤主之。
（177）

【语译】 外邪侵袭，脉结或代，心中动悸不安，其治可选用炙甘草汤。

【注释】

伤寒：素有心阴阳俱虚，又被外邪侵袭。

脉结代：结，结脉；代，代脉。

心动悸：动，心悸不安，或心前区随心搏动而应之。

炙甘草汤：炙甘草汤既可辨治心阴阳俱虚证之心动悸，又可辨治心阴阳俱虚之心痛。

【方药】 炙甘草汤

甘草炙，四两（12g）　生姜切，三两（9g）　人参二两（6g）
生地黄一斤（48g）　桂枝去皮，三两（9g）　阿胶二两（6g）　麦门冬去心，半升（12g）　麻仁半升（12g）　大枣擘，三十枚

上九味，以清酒七升，水八升，先煮八味，取三升，去滓。内胶烊消尽，温服一升，日三服。一名复脉汤。

【药解】 方中炙甘草益气化阳，生血化阴，善治气血阴阳俱虚。人参、大枣益气，助炙甘草补气。桂枝、生姜温阳，助炙甘草益气化阳补阳。阿胶、生地黄养血，助炙甘草生血补血。麻仁、麦冬滋阴，助炙甘草化阴补阴。清酒温通气血，通达经气，和畅血脉，兼制滋药补而不腻。

【药理】 具有调节心律，调节心肌功能，抗心脑缺氧，

抗心肌缺血，改善微循环，调节内分泌，调节新陈代谢，调节中枢神经和周围神经，调节胃肠道蠕动，保肝利胆，抗自由基，抗氧化，抗溃疡，增强机体免疫功能等作用。

【原文】 脉按之来缓，时一止复来者，名曰结；又脉来动而中止，更来小数，中有还者反动者，名曰结，阴也；脉来动而中止，不能自还，因而复动者，名曰代，阴也；得此脉者，必难治。（178）

【语译】 诊脉按之来缓，脉时而有一次停跳且又即刻出现，这样的脉叫作结脉；若又有脉跳动而中间歇止，脉跳动又有略微加快，中间歇止又恢复到原来的脉搏次数，这样的脉称为结脉，属于阴脉；脉搏跳动而有中间歇止，不能自行复还脉搏次数，接着脉又搏动，这样的脉称为代脉，属于阴脉；病人出现这样的脉象，必定难治。

【注释】

脉按之来缓：脉，诊脉；缓，缓慢。

时一止复来者：时，时有，时而；一，一次；止，停止跳动；复来，即刻又恢复跳动。

名曰结：脉来间歇，止而复来者，叫结脉。

又脉来动而中止：又，又有；脉来动，脉搏跳动；中止，中间歇止。

更来小数：脉搏快速跳动又补上间歇的次数。

中有还者反动者：中，中间歇止；还，补上；反，没有规律性；反动，脉搏间歇恢复搏动没有规律性。

脉来动而中止：中止，间歇。即脉搏跳动中间有间歇。

不能自还：脉跳有间歇，但间歇次数不能自行复还。

因而复动者：因，继而；复动，恢复脉搏次数。

得此脉者：此脉，结脉，代脉。

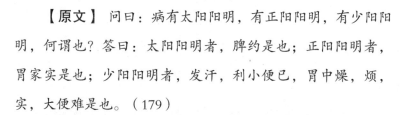

第二章
辨阳明病脉证并治

【原文】 问曰：病有太阳阳明，有正阳阳明，有少阳阳明，何谓也？答曰：太阳阳明者，脾约是也；正阳阳明者，胃家实是也；少阳阳明者，发汗，利小便已，胃中燥，烦，实，大便难是也。（179）

【语译】 学生问：阳明病有太阳阳明兼证，有阳明病本证，有少阳阳明兼证，为何阳明病有这样的病证呢？老师说：太阳阳明兼证，因素体有太阴脾气失调，病可演变为脾约证；阳明病本证，病变证机是虚实交替失调，失虚而尽实；少阳阳明兼证，少阳病类似太阳病而使用发汗，阳明病小便不利类似水气内停证而利其小便，导致少阳病邪传入并加重阳明病，胃中干燥，心胸烦热，实邪壅滞，大便困难。

【注释】

太阳阳明：太阳病的证型有12个，阳明病的证型有寒热虚实及食积痰血；阳明病又与太阴脾病证相兼。

正阳阳明：正，阳明病本证；正阳，阳明腑脏。

少阳阳明：少阳病证与阳明病证相兼。

脾约：脾主运化水津功能被邪热所约束，不能走于胃家而偏渗于水道。

发汗：被类似证迷惑而使用发汗方药。

利小便：被水气证迷惑而使用利小便方药。

胃中燥：胃家燥热，损伤津液。

烦：心烦，或形容胃家燥热之甚。

实：病变虽有津亏，但病变仍以邪实为主。

大便难：大便干结而困难。

【原文】 阳明之为病，胃家实是也。（180）

【语译】 阳明病的病变证机，是胃、大肠、小肠功能失虚而尽实。

【注释】

阳明之为病：阳明，指阳明胃与阳明大肠；为，患病；病，病变证机。

胃家实是也：胃家，包括胃、大肠、小肠（亦即太阳小肠属于阳明胃家）；实，阳明胃家（胃、小肠、大肠）生理以虚实交替，胃实而肠虚，肠实而胃虚，在生理上阳明胃家只可虚，不可实，虚则知饮食，实则不思食。在病理上阳明胃家实而不虚则为病，虚而不实亦为病。

【原文】 问曰：何缘得阳明病？答曰：太阳病，若发

汗，若下，若利小便，此亡津液，胃中干燥，因转属阳明，不更衣，内实，大便难者，此名阳明也。（181）

【语译】 学生问：哪些原因可引起阳明病呢？老师说：内外夹杂性病变，若用发汗方药、攻下方药、利小便方药等，都有可能损伤阴津，肠胃阴津损伤干燥，病证表现可演变为阳明热结证，不大便，邪气内实，大便困难，这样的病证称为阳明病。

【注释】

何缘得阳明病：何缘，哪些原因；得，引起，导致。

若发汗：即使以太阳病为主，其治不能仅用发汗方法。

若下：即使以阳明热结证为主，其治不能仅用下法。

若利小便：即使以水气证为主，其治不能仅用利小便方法。

此亡津液：亡，大伤，亏虚。

胃中干燥：胃，胃家；干燥，阴津亏损。

因转属阳明：转属，演变，转变。

不更衣：更衣，换衣，引申为不大便。

内实：病变证机虽有阴津大伤，但病变仍以邪实为主。

大便难：大便干结不能排出。

【原文】 问曰：阳明病外证云何？答曰：身热，汗自出，不恶寒，反恶热也。（182）

【语译】 学生问：阳明热盛证的外在表现有哪些？老师说：身体发热，汗自出，不仅没有恶寒，反而有恶热。

【原文】 问曰：病有得之一日，不发热而恶寒者，何也？答曰：虽得之一日，恶寒将自罢，即自汗出而恶热也。（183）

【语译】 学生问：阳明初得病时，没有发热而有恶寒，这是为什么？老师说：阳明得病之初虽有恶寒，但其恶寒很快会消除，随即汗出而恶热。

【注释】

病有得之一日：病，阳明病；得，患病；一日，约略之辞，亦即得病之初。

不发热而恶寒者：病变证机是阳明正气被邪气所郁而不能和调于营卫，营卫暂时不能固护肌肤则恶寒。

恶寒将自罢：病变证机是阳明正气不虚，阳明正气虽被邪郁，但仍能积极抗邪，故恶寒不久将消除。

即自汗出而恶热也：恶热，热盛于内而熏蒸于外。

【原文】 问曰：恶寒何故自罢？答曰：阳明居中，主土也，万物所归，无所复传，始虽恶寒，二日自止，此为阳明病也。（184）

【语译】 学生问：阳明病恶寒自行消除的缘由有哪些？

老师说：阳明胃居于中焦，其生理特性主生化气血，犹万物归藏及变化乃归于胃，郁热内生相结于胃而未发生其他传变，阳明患病之初阳气被郁而有恶寒，随阳明正气积力抗邪则恶寒自行消除，这是阳明热证的表现特点。

【注释】

恶寒何故自罢：何，哪些，为何；故，缘由。

阳明居中：阳明，胃；居中，位于中焦。

主土也：主，司；土，生化万物，引申为生化气血。

万物所归：万物，气血；所归，归属。

此为阳明病也：阳明病，阳明热证。

【原文】 本太阳初得病时，发其汗，汗先出不彻，因转属阳明也；伤寒，发热，无汗，呕不能食，而反汗出濈濈然者，是转属阳明也。（185）

【语译】 病是阳明病与太阳病相兼，根据病变太阳病为初感，其治当先用汗法，虽治但未能达到预期治疗目的，太阳病邪可乘阳明素有失调而传入并加重阳明病；太阳伤寒证与阳明病相兼，发热，无汗，呕不能食，病变由无汗反而变为汗出连绵不止，这是太阳伤寒证转变为阳明病。

【注释】

本太阳初得病时：本，根据；初得病时，新感之病。

汗先出不彻：汗，汗法，发汗；先，先用汗法；彻，治疗。

因转属阳明也：因，所以；转属，转变，变化。

伤寒：太阳伤寒证。

呕不能食：太阳受邪乘机传变并加重阳明病。

而反汗出濈濈然：而，且也；反，反而；汗出，由太阳无汗演变为阳明汗出；濈濈然，连绵不断。

【原文】 伤寒三日，阳明脉大。（186）

【语译】 感受外邪侵犯阳明三日，诊其脉大。

【注释】

伤寒三日：伤寒，外邪侵犯阳明；三日，约略之辞。

阳明脉大：脉大有力多实证，无力多虚证。

【原文】 伤寒，脉浮而缓，手足自温者，是为系在太阴；太阴者，身当发黄；若小便自利者，不能发黄；至七八日，大便硬者，为阳明病也。（187）

【语译】 感受湿热之邪，脉浮而缓，手足温和者，这病变属于太阴脾。太阴脾湿热证，身体发黄；假如小便自利者，湿从下泄则不会演变为发黄；病至七八日，大便硬者，这是太阴脾与阳明病相兼而演变为以阳明病为主。

【注释】

伤寒：外邪侵袭而演变为太阴脾湿热证。

脉浮而缓：脉浮主热，脉缓主湿。

手足自温者：自，机体内在变化反映于外；温，温和。亦即病变证机是热而非寒。

是为系在太阴：是，这，此；为，演变，发生；系，属于。

为阳明病也：太阴与阳明兼证，病由太阴为主转变为以阳明为主。

【原文】 伤寒转系阳明者，其人濈然微汗出也。（188）

【语译】 感受外邪而为太阳病并传入阳明，病人汗出连绵不断。

【注释】

伤寒转系阳明者：伤寒，太阳病；转系，传变；阳明，病变证机有寒有热。

其人濈然微汗出也：濈然，连绵不断；汗出，病变证机或是阳明邪热迫津外泄而为汗，或是阳明虚寒，阳气不能固摄而为汗。

【原文】 阳明中风，口苦咽干，腹满微喘，发热，恶寒，脉浮而紧；若下之，则腹满，小便难也。（189）

【语译】 阳明病与太阳病相兼，在里有阳明病，在表有太阳病，口苦，咽喉干燥，脘腹胀满，轻微气喘，发热，恶寒，脉浮而紧；阳明热郁证类似阳明热结证，若用下法治其里，则导致脘腹胀满更甚，小便不利且困难。

【注释】

阳明中风：阳明，阳明热证；中风，外邪侵袭太阳而又加重阳明。

若下之：以表证为主，不能用下法，阳明热郁证类阳明热结证，也不能用下，用之则可导致表邪内陷。

腹满：腹胀满更甚于前。

小便难：因下而损伤阴津，小便更加困难。

【原文】 阳明病，若能食，名中风；不能食，名中寒。（190）

【语译】 阳明病的表现，若饮食正常，病变多是热证；若不思饮食，病变多为寒证。

【注释】

若能食：饮食尚未发生明显异常变化。

名中风：中，侵犯，侵扰，内生；风，阳也，热也；中风，热证。

不能食：不能，不思；食，饮食。亦即不思饮食。

名中寒：寒，阴也，寒也；中寒，寒证。

【原文】 阳明病，若中寒者，不能食，小便不利，手足

濈然汗出，此欲作固瘕，必大便初硬后溏；所以然者，以胃中冷，水谷不别故也。（191）

【语译】 阳明虚寒证的表现，病变证机是阳气虚弱，寒从内生，不能食，小便不利，手足濈然汗出，此为将要演变为阳明痼瘕证，大便必是初头硬后溏泄；为何有这样的病证，是因为阳明肠胃虚寒，饮食不能消化的缘故。

【注释】

阳明病：阳明虚寒证。

若中寒者：中，侵袭，内生；侵袭，即外寒侵袭，加重阳明虚寒证；中寒，阳明虚寒，寒从内生。

手足濈然汗出：阳明气虚，不能固摄，阴津外泄。

此欲作固瘕：固，痼也，久病；瘕，大便初头硬后溏泄。

胃中冷：胃中，胃家，胃、大肠、小肠皆属于胃家；冷，肠胃虚寒。

水谷不别故也：水谷，食物；别，分开，分离，引申为消化。

【原文】 阳明病，初能食，小便反不利，大便自调，其人骨节疼，翕翕如有热状，奄然发狂，濈然汗出而解者，此水不胜谷气，与汗共并，脉紧则愈。（192）

【语译】 阳明湿郁证的表现，病初饮食正常，小便反而不利，大便正常，病人骨节疼痛，肌肤似羽毛覆盖之温温发热，若突然烦躁不安，连绵不断汗出，则病证得以解除，这是水湿不胜正气，邪随汗一并泄出，脉紧则病愈。

【注释】

阳明病：阳明湿郁证的表现。

初能食：阳明湿郁证之初期饮食尚无变化，久则可能影响胃气通降。

小便反不利：阳明湿郁在肌肤则小便正常，若湿郁影响到里则小便不利。

大便自调：自，内也；调，和调。湿郁影响于里且未侵扰阳明大肠。

其人骨节疼：湿浸骨节，经气不通。

翕翕如有热状：翕翕，温温；热状，自觉身热，或发热较低。

奄然发狂：奄然，突然；发狂，烦躁不宁。

此水不胜谷气：水，水湿之邪；谷气，正气。

与汗共并：与，邪气；共并，一并泄出。

脉紧则愈：紧，正气积力抗邪。

【原文】 阳明病欲解时，从申至戌上。（193）

【语译】 阳明病趋于缓解或痊愈的时间是在申时（下午3点）到戌时（晚上9点）之内。

【注释】

阳明病欲解时：阳明病，指其病变证机有寒有热，有虚有实；时，阳明正气主时。

从申至戌上：上，之内；从申时（下午3点）到戌时（晚上9点）之间，为阳明所主之时。

【原文】 阳明病，不能食，攻其热必哕；所以然者，胃中虚冷故也；以其人本虚，攻其热必哕。（194）

【语译】 阳明虚寒证的表现，不能饮食，虽有类似实热证，但不可用攻下方法，若逆而攻之，必然导致胃气上逆而为哕；为何出现这种病情，是因为阳明胃虚寒的缘故；因为病人本有阳明胃气虚弱，所以用攻阳明实热证的方法治疗虚寒证，必定导致阳明胃气上逆而为哕。

【注释】

阳明病：阳明虚寒证的表现。

攻其热必哕：攻，攻下；热，阳明胃虚寒证类似阳明实热证。

胃中虚冷故也：冷，寒也；虚冷，虚寒。

以其人本虚：本，原有；虚，虚寒。

【原文】 阳明病，脉迟，食难用饱，饱则微烦，头眩，必小便难，此欲作谷疸；虽下之，腹满如故，所以然者，脉

迟故也。（195）（第十五3）

【语译】 这是阳明虚寒谷疸证或阳明郁热谷疸证的表现，脉迟，稍微饮食即饱胀，食后脘腹轻微烦闷不舒或心胸烦闷，头晕目眩，必有小便困难，这是阳明病将要演变为谷疸证；病变类似可下证，若用下法，必然导致脘腹胀满仍在，为何有这些情况呢？因为脉迟反映阳明虚寒证或阳明郁热证。

【注释】

阳明病：阳明虚寒谷疸证，或阳明郁热谷疸证。

脉迟：病变证机是寒滞脉络，经气不利，或热郁经气脉络。

食难用饱：食，饮食；难，不能；用，有，出现；饱：饥饱之饱，即正常饮食。

饱则微烦：微烦，脘腹轻微烦闷不舒，心中烦闷。病变证机是阳明虚寒，虚不受谷，寒气内乘，饮食不消而浊气上逆；或郁热阻滞阳明气机，壅滞上逆。

头眩：头晕目眩，病变证机是虚寒浊气上逆，或郁热上逆。

必小便难：难，小便不利。

此欲作谷疸：作，发生，发作；谷疸，因饮食不当而诱发黄疸。

虽下之：谷疸之腹满类似可下证之腹满，即使当用下法，也要针对病变证机而用下，切不可盲目用下。

腹满如故：原有腹满，下后腹满仍在。

【原文】 阳明病，法多汗，反无汗，其身如虫行皮中状者，此以久虚故也。（196）

【语译】 这是阳明虚热或虚寒证的表现，根据病变应有汗出较多，反而没有汗出，病人以身体瘙痒如虫行皮中状为主，这是由于阳明虚热或虚寒日久不愈的缘故。

【注释】

阳明病：阳明虚热或虚寒证的表现。

法多汗：法，根据。多汗，阳明虚热，迫津外泄，病以阴虚为主者，以盗汗为主；病以气虚为主者，以自汗为主；阳明虚寒以虚为主则汗出，以寒为主则无汗。

反无汗：病变证机是阳明虚热，热伤阴津，病变以津亏为主；阳明虚寒以寒为主，寒主凝则无汗。

此以久虚故也：虚，虚热，或虚寒；故，缘由。

【原文】 阳明病，反无汗而小便利，二三日呕而咳，手足厥者，必苦头痛；若不咳、不呕，手足不厥者，头不痛。（197）

【语译】 阳明实寒证的表现，无汗而小便反而通利，二三日呕吐，咳嗽，手足厥冷，可能有头痛较重；若没有咳嗽和呕吐，手足也没有厥冷的，也就没有头痛。

【注释】

阳明病：阳明实寒证。

反无汗而小便利：反，反而；小便利，寒不伤阴津。

二三日呕而咳：二三日，约略之辞；咳，胃寒气逆于肺。

手足厥者：病变证机是寒盛而阻遏阳气不能温煦。

必苦头痛：必，可能；苦，病甚，比较重；头痛，阳明胃寒上攻。

【原文】 阳明病，但头眩，不恶寒，故能食而咳者，其人咽必痛；若不咳者，咽不痛。（198）

【语译】 阳明热证的表现，仅有头晕目眩，不恶寒，饮食尚正常而有咳嗽，咽喉可有疼痛；假如没有咳嗽，则咽喉不疼痛。

【注释】

阳明病：阳明热证。

但头眩：但，仅仅，只有；头眩，头晕目眩。

不恶寒：不，没有。亦即阳明病非病之初，亦非阳明寒证。

故能食而咳者：能食，饮食正常；咳，阳明邪热侵扰于肺。

咽必痛：必，此处指可有。

若不咳者：阳明邪热尚轻且未侵扰于肺，故不咳。

【原文】 阳明病，无汗，小便不利，心中懊憹者，身必发黄。（199）

【语译】 阳明湿热证的表现，身无汗，小便不利，心中烦闷，身体必定发黄。

【注释】

阳明病：阳明湿热证。

无汗：身体无汗，仅有头部汗出。

身必发黄：必，必定；黄，身目发黄，亦即黄疸。

【原文】 阳明病，被火，额上微汗出，而小便不利者，必发黄。（200）

【语译】 阳明湿浊内结，又被火热侵扰，额上轻微汗出，小便不利，身体必定发黄。

【注释】

阳明病：阳明素有湿浊内蕴。

被火：被，感受外邪；火，火热温热之邪。

额上微汗出：额，前额，包括头部；微汗出，轻微汗出。

必发黄：必，必定；黄，身黄目黄。

【原文】 阳明病，脉浮而紧者，必潮热，发作有时，但浮者，必盗汗出。（201）

【语译】 阳明热郁证的表现，脉浮而紧，可有潮热，时发时止，只有以浮为主的，可有盗汗。

【注释】

阳明病：阳明热郁证。

脉浮而紧者：病变证机是阳明郁热，热涌则浮，热郁则紧。

必潮热：必，此处指可有，未必一定。

发作有时：潮热未必时时都有，而是时发时止。

但浮者：但者，只有，仅有。阳明热郁证以脉浮为主。

必盗汗出：必，此处指可有；盗汗，睡眠中出汗。

【原文】 阳明病，口燥，但欲漱水，不欲咽者，此必衄。（202）

【语译】 阳明血热证的表现，口干咽燥，只是想用水漱口，且不欲咽下，这必有出血。

【注释】

阳明病：阳明血热证。

口燥：口干咽燥。

但欲漱水：但，仅，只是；漱水，用水漱口且又吐出，病变证机是热迫血上蒸且又伤津。

不欲咽者：津伤欲饮水，热在血而迫血上溢，故又不欲咽水。

此必衄：衄，鼻出血或肌肤出血。

【原文】 阳明病，本自汗出，医更重发汗，病已差，尚微烦不了了者，此必大便硬故也；以亡津液，胃中干燥，故令大便硬，当问其小便日几行，若本小便日三四行，今日再行，故知大便不久出；今为小便数少，以津液当还入胃中，故知不久必大便也。（203）

【语译】 病是内外夹杂性病变，在里是阳明热证，根据病人汗出，判断为以表证为主，且因医生多次重用汗剂发汗，太阳病虽已得解，但尚有轻微心烦及全身不舒服，这是阳明热结大便硬引起的；因为使用发汗重剂损伤津液，胃家干燥，因此大便干结，对此应进一步了解病人一日几次小便，若小便本来一日三四次，目前一日仅有一两次，可以知道病人大便干结不久即将排出；目前小便减少的原因，是因为津液未走于水道而滋润于肠胃，所以知道不久必将排出大便。

【注释】

阳明病：阳明热证。

本自汗出：本，根据；自，病人。其病变证机或是阳明邪热迫津外泄，或是太阳营卫不固，津液外泄。

医更重发汗：医，医生；更，多次；重发汗，重用汗剂发汗。

病已差：病，太阳病；差，病愈。

尚微烦不了了者：尚，仍有；了了，舒服。

以亡津液：亡，损伤。

胃中干燥：胃中，肠胃。

当问其小便日几行：问，了解；日，每日；行，次；几行，几次。

若本小便日三四行：三四行，约略之辞，与下文的日再行相比较而言。

今日再行：今，当前；再，二，两；再行，约略之辞，与上文三四行相对而言，由多变少。

今为小便数少：数，次数，尿量；少，减少。若小便次数减少，大便硬缓解，病为向愈；若小便次数减少，大便干结仍在，为津液损伤。

以津液当还入胃中：津液，水道之津液；当还：归还；入，运行。

【原文】 伤寒呕多，虽有阳明证，不可攻之。（204）

【语译】 感受外邪侵犯阳明，病以呕吐为主，虽有阳明大肠病证，切不可先用攻下方法。

【注释】

伤寒呕多：伤寒，外邪侵袭；呕多，以呕吐为主。

虽有阳明证：阳明证，即阳明大肠病证。

不可攻之：不可先用攻下方法，但可与攻下方法同时应用。

【原文】 阳明病，心下硬满，不可攻之；攻之，利遂不止者，死；利止者，愈。（205）

【语译】 阳明病的表现，胃脘痞硬胀满，虽类似可下证，其治不可用攻下方法；若使用攻下方法治疗阳明胃脘痞硬，病变证机属虚可引起下利不能自止，预后不良；病变证机属实，下利后病证得除，预后良好。

【注释】

阳明病：阳明胃证。

心下硬满：心下，胃脘；硬，坚硬，包括疼痛；满，胀满。

不可攻之：病证虽有类似可下证，但不可用攻下方法。

利遂不止者：胃脘痞硬的病变证机有寒有热、有虚有实，虚证而用攻下方法，必大伤阳明胃气，导致清气下陷不止。

死：预后不良。

利止者：使用攻下方法，虽下利但能自止，阳明胃气得以恢复，清气能升，下利自止。

【原文】 阳明病，面合色赤，不可攻之；必发热，色黄者，小便不利也。（206）

【语译】 阳明热盛证的表现，病人整个面部色泽红赤，虽类似可下证，不可先用攻下方法；若逆而用之，可导致身体发热，身黄目黄，小便不利。

【注释】

阳明病：阳明热盛证的表现。

面合色赤：面，面部；合，整个。

必发热：必，此处指可能，可有。

色黄：黄，身黄、目黄、小便黄。

小便不利：病变证机是湿热蕴结，湿不得下行。

【原文】 阳明病，不吐，不下，心烦者，可与调胃承气汤。（207）

【语译】 阳明热结夹虚证的表现，没有呕吐或没有用吐法治疗，没有腹泻或没有用下法治疗，心胸胃脘烦热，其治可选用调胃承气汤。

【注释】

阳明病：阳明热结夹虚证，或阳明热结夹气虚证。

不吐：没有呕吐，或没有用吐法治疗。

不下：没有腹泻，或没有用下法治疗。

心烦：心，心中，胃脘；烦，心烦，胃脘烦热。

调胃承气汤：本方既能辨治阳明热结夹虚证，又能辨治阳明热结夹虚证，更能辨治心胸烦热证。

【方药】 调胃承气汤

大黄酒洗，四两（12g）　芒硝半升（12g）　甘草炙，二两（6g）

上三味，以水三升，煮取一升，去滓。内芒硝，更上火微煮，令沸，少少温服之（注：此用法是《伤寒论》第29条所言）。温顿服之（此四字是《伤寒论》第207条所言）。

【药解】 大黄泻热去实，推陈致新。芒硝润燥软坚，泻热通便。甘草益气和胃，防止苦寒伤胃。

【药理】 具有调节胃肠道蠕动，解除胃肠平滑肌痉挛，改善微循环，改善肺组织，调节呼吸中枢和血压中枢，调节血管通透性，调节去甲肾上腺素水平，清除内毒素，保肝利胆，增加血管活性肠肽，增强机体免疫功能，抗菌，抗病毒，消炎，抗过敏，抗硬化，抗溃疡等作用。

【原文】 阳明病，脉迟，虽汗出，不恶寒者，其身必重，短气，腹满而喘，有潮热者，此外欲解，可攻里也，手足濈然汗出者，此大便已硬也，大承气汤主之；若汗多，微发热，恶寒者，外未解也，其热不潮，未可与承气汤；若腹大满不通者，可与小承气汤，微和胃气，勿令致大泄下。
（208）

【语译】 病是内外夹杂性病变，在里是阳明热结重证，脉迟，虽然汗出，但不怕冷，身体沉重，气短，腹部胀满，气喘，潮热，此为在表之邪将要解除，可用攻下方法，手足连绵不断汗出，大便已干结，可选用大承气汤；出汗较多，轻微发热，怕冷者，太阳表证仍在，若发热不是潮热，即使以里证为主，其治也不能先用承气汤类；若腹部胀大，满闷不通者，其治可选用小承气汤，微微通下胃家之浊气，不能出现泄下太过。

【注释】

阳明病：阳明热结重证与太阳病证相兼。

脉迟：阳明热结壅滞经气脉络，气血运行不畅。

虽汗出：病变证机有在表有在里，当进一步辨清病变证机。

不恶寒者：辨汗出的病变证机在里不在表。

其身必重：重者，病变证机未必都是湿，热也可壅滞气机而引起身体沉重。

短气：病变证机既有热伤气又有热壅滞气机。

此外欲解：外，表也，指太阳病；欲，将要；解，解除。

外未解也：太阳病证仍在。

其热不潮：发热无定时。

未可与承气汤：不可先用承气汤类，但可与承气汤合并应用。

若腹大满不通者：内外夹杂性病变，里证虽重，但治里切不可太过，治以小承气汤攻之。

微和胃气：微，微微；和，缓攻；胃气，肠胃家之浊气。

勿令致大泄下：勿，不要；令，指使；致，引起，出现。

【原文】 阳明病，潮热，大便微硬者，可与大承气汤；不硬者，不可与之；若不大便六七日，恐有燥屎，欲知之法，少与小承气汤，汤入腹中，转失气者，此有燥屎也，乃可攻之；若不转失气者，此但初头硬，后必溏，不可攻之；攻之，必胀满不能食也；欲饮水者，与水则哕；其后发热者，必大便复硬而少也，以小承气汤和之；不转失气者，慎不可攻也。（209）

【语译】 这是阳明热结重证的表现，潮热，大便硬较轻，其治可选用大承气汤；若大便不成形者，其治不能用大承气汤；若不大便六七日，可能有燥屎阻结，要想知道这些辨证方法是否正确，可稍用小承气汤试探，服用药汤，腹中有浊气转动，此为阳明热结，燥屎阻滞，乃可选用攻下方药；若服用汤药，腹中未有浊气转动，仅是大便先硬后溏，切不可用攻下方药；若盲目用攻下方药，必定损伤胃气，脘腹胀满，不能饮食；或口渴欲饮水，饮水则恶心干呕；若病是阳明热结证，用小承气汤治疗后，病人发热，大便硬而少，辨病是阳明热结轻证，其治可选用小承气汤；若病人没有腹中浊气转动者，即使能用攻下方药也要谨慎小心，切不可盲目使用攻下方药。

【注释】

阳明病：阳明热结重证。

大便微硬者：大便硬的程度较轻，尚未坚硬不通。

不硬者：硬，成形；不硬，大便不成形。

恐有燥屎：恐，可能；燥屎，糟粕内结阻滞不通。

欲知之法：欲，想；知，知道；法，辨治方法。

其后发热者：其，病人；后，用小承气汤之后。

必大便复硬而少也：必，此处指可能；复，重复，又出现；少，大便次数少。

不转失气者：不，没有；转，腹中浊气转动；失气，即矢气，腹中浊气。

慎不可攻也：慎，谨慎，小心。

【原文】 夫实则谵语，虚则郑声；郑声者，重语也直视，谵语，喘满者，死；下利者，亦死。（210）

【语译】 阳明少阴兼证的表现，在通常情况下，实证多谵语，虚证多郑声；郑声的表现特点是语言重复；目睛僵硬不柔和，胡言乱语，伴有气喘胸满者，预后不良；伴有下利不止者，亦预后不良。

【注释】

夫实则谵语：夫，在通常情况下；实，病变证机属于实证；谵语，胡言乱语。

虚则郑声：虚，病变证机属于虚证；郑声，语言重复，语无伦次。

直视：病变证机是肝热上扰其窍，肾精亏耗不能上奉，阳明热盛上攻。

喘满：病变证机是正气虚脱，涩而不行。

下利：病变证机是阴津被夺，阳气欲竭。

【原文】 发汗多，若重发汗者，亡其阳，谵语，脉短者死；脉自和者，不死。（211）

【语译】 太阳阳明兼证的表现，以太阳病为主，若发汗过多，或过度使用发汗方药，大伤阳气，谵语，脉短者，预后不佳；若正气虽伤，但未至大伤，脉搏调和者，积极治疗，预后良好。

【注释】

发汗多：太阳阳明兼证，以太阳病为主，其治当发汗且不当大发其汗。

若重发汗者：重，过度。

亡其阳：亡，大伤。

脉短者：病变证机不仅有阳气大伤，更有阴津欲竭，脉气失荣。

脉自和者：病变证机是阳明热盛，阴津尚存，阳气尚和。

不死：阴阳之气尚存，预后良好。

【原文】 伤寒，若吐、若下后，不解，不大便五六日，上至十余日，日晡所发潮热，不恶寒，独语如见鬼状；若剧者，发则不识人，循衣摸床，惕而不安，微喘直视，脉弦者生，涩者死；微者，但发热，谵语者，大承气汤主之；若一服利，则止后服。（212）

【语译】 感受外邪，因阳明素有失调而演变为阳明病，若是可吐证治当用吐法，若是可下证治当用下法，吐下后病仍不解，不大便五六日，甚至十余日仍不大便，日晡左右发热，不怕冷，自言自语，如有所见，如有所闻；病情危重，发作不识熟人，手足躁扰不宁，心中恐惧不安，轻微气喘，两目呆板，脉弦者预后良好，脉涩者预后不良；阳明热结危重证较轻者，仅有发热，胡言乱语，其治可用大承气汤；若服用大承气汤后，大便通畅，则当停止服药。

【注释】

伤寒：外邪乘阳明素有失调而侵袭并演变为阳明病，或外邪侵袭而为内外夹杂性病变，太阳病又乘机传入并演变为阳明病。

若吐：辨清病是可吐证，还是类似可吐证。

若下：辨清病变是阳明热结重证，还是阳明热结危重证。

不解：用下法未必就能即时解除阳明热结证。

独语如见鬼状：独语，自言自语；如见鬼状，幻视幻听，亦即如有所见，如有所闻。

若剧者：剧，危重。

发则不识人：发，时发时止；人，熟人。

循衣摸床：两手不自主地寻找衣服和拉扯被单，亦即手足躁扰不宁。

惕而不安：惕，恐惧。病变证机是热扰心神。

微喘直视：病变证机是热上扰肺气，下灼肾精。

脉弦者生：弦，脉应指有力，非弦硬之弦；生，邪气虽盛，但正气尚存。

涩者：病变证机是热灼阴津，心脉瘀滞。

微者：阳明热结危重证较轻者。

若一服利：利，大便通畅。

则止后服：后，剩余的药；服，服用。

【原文】 阳明病，其人多汗，以津液外出，胃中燥，大便必硬，硬则谵语，小承气汤主之；若一服谵语止者，更莫复服。（213）

【语译】 阳明热结轻证的表现，汗出较多，由于损伤津液，肠胃干燥，所以大便干结，干结则浊热上攻为谵语，其治可选用小承气汤；假如服用小承气汤谵语解除，切不可再次服用。

【注释】

阳明病：阳明热结轻证。

其人多汗：病变证机是邪热迫津外泄。

以津液外出：由于体内津液向外泄出。

胃中燥：胃中，胃家，即肠胃。

若一服谵语止者：一服，一次服用；谵语，胡言乱语；止，病变证机被解除。若仅谵语解除，其他症状仍在，应继续治疗。

更莫复服：更，再；莫，不可；复，又。

【方药】 小承气汤

大黄酒洗，四两（12g） 厚朴炙，去皮，二两（6g） 枳实大者，炙，三枚（5g）

上三味，以水四升，煮取一升二合，去滓。分温二服。初服汤，当更衣，不尔者，尽饮之，若更衣者，勿服之。

【药解】 大黄清泻热结，通结下气，荡涤肠胃，推陈致

新。枳实行气消痞，破积除滞。厚朴温通气机，制约大黄泻
热伤胃。

【药理】 具有调节胃肠道蠕动，解除胃肠平滑肌痉挛，
改善微循环，抑制胃酸分泌，改善肺组织，调节呼吸中枢，
调节血管通透性，调节去甲肾上腺素水平，清除内毒素，保
肝利胆，增加血管活性肠肽，增强机体免疫功能，抗菌，抗
病毒，消炎，抗过敏，抗硬化，抗溃疡等作用。

【原文】 阳明病，谵语，发潮热，脉滑而疾者，小承气
汤主之；因与承气汤一升，腹中转气者，更服一升；若不转
气者，勿更与之；明日又不大便，脉反微涩者，里虚也，为
难治，不可更与承气汤也。（214）

【语译】 阳明热结重证夹虚的表现，谵语，伴有潮热，
脉滑而疾者，其治可选用小承气汤；小承气汤治疗阳明热结
重证夹虚者当加大汤液用量为一升，药后腹中浊气转动者，
应再次服用小承气汤一升；假如服用小承气汤，腹中未有浊
气下行，不能再用小承气汤；第二天仍没有排出大便，脉反
微涩者，里之气血虚较重，这样的病证较难治，不能再次仅
用承气汤类方药。

【注释】

阳明病：阳明热结重证夹虚者。

脉滑而疾者：滑，里有热结；疾，热结夹正气虚，脉无

所制而急促。

因与承气汤一升：因，所以；承气汤，小承气汤；一升，指应加大服用汤液用量为一升。

腹中转气者：转，下行；气，浊气。

勿更与之：勿，不要；之，小承气汤。

明日又不大便：明日，服药第二天。

脉反微涩者：反，反而。指脉由原来的滑而疾转变为微涩。微，气虚；涩，血虚。

里虚也：气血虚弱。

为难治：仅用小承气汤不能取得最佳疗效，当与益气补血药配伍，方能提高治疗效果。

【原文】 阳明病，谵语，有潮热，反不能食者，胃中必有燥屎五六枚也。若能食者，但硬耳。宜大承气汤下之。（215）

【语译】 阳明热结重证的表现有谵语、潮热，辨治要点是不能饮食，病变证机是胃家有燥屎阻结；阳明热结轻证的辨治要点是病人尚能饮食，仅有大便硬，对阳明热结重证可选用大承气汤，阳明热结轻证可选用小承气汤。

【注释】

阳明病：阳明热结重证，或阳明热结轻证。

反不能食者：病变证机是阳明热结阻塞不通。

胃中必有燥屎五六枚：胃中，胃家；燥屎，邪热与糟粕相结；五六枚，约略之辞，指病变证机比较重。

若能食者：虽有内结但饮食尚可。

但硬耳：仅是大便硬，尚未出现阳明热结轻证之谵语、潮热等。

【原文】 阳明病，下血，谵语者，此为热入血室，但头汗出者，刺期门，随其实而泻之，濈然汗出则愈。（216）（第二十二4）

【语译】 阳明出血证的表现有出血、谵语，此病变证机是热入血室，仅有头汗出，其治可选用针刺期门穴，因病变属于实而用泻法，治后汗出连绵不断则病为向愈。

【注释】

阳明病：阳明出血证。

下血：出血的病变部位具有不确定性，或妇科出血，或大便出血，或小便出血。

此为热入血室：血室，病变在血，病变部位具有不确定性。

刺期门：期门与血密切相关，针刺期门穴可泻血中之热。

随其实而泻之：随，因也；实，实证。

濈然汗出则愈：濈然，连绵不断。亦即血热因汗而外泄。

【原文】 汗出，谵语者，以有燥屎在胃中，此为风也。须下者，过经乃可下之；下之若早，语言必乱，以表虚里实故也，下之愈，宜大承气汤。（217）

【语译】 病是内外夹杂性病变，汗出，谵语，病变证机是胃家有燥屎内结，以表证为主，即使当用下法，应在解表之后再用下法；若先用下法治里，必然引起语言错乱，这是因为太阳中风证之邪气趁用下法而加重在里阳明热结证的缘故，病以里证为主，治用下法病可向愈，可选用大承气汤。

【注释】

汗出：既代表太阳病诸多症状表现，又代表阳明病诸多症状表现。病变证机，既有可能是太阳病之汗出，又有可能是阳明热结之汗出。

以有燥屎在胃中：燥屎，肠中糟粕阻结；胃中，指胃、大肠、小肠皆属于胃家。

此为风也：此内外夹杂性病变，以表证为主，治当先治表。

过经乃可下之：过，越过，引申为表证得解；经，太阳病，表证。

下之若早：早，早于发汗。即使用下法在汗法之前。

语言必乱：病变证机是邪热扰心，心神不得守藏。

以表虚里实故也：表虚，太阳中风证，或表证因下而内传，表无邪；里实，阳明热结重证。

【原文】 伤寒四五日，脉沉而喘满，沉为在里，而反发其汗，津液越出，大便为难，表虚里实，久则谵语。（218）

【语译】 内外夹杂性病变，外邪侵入太阳并加重阳明已四五日，脉沉，气喘，胸满或脘腹胀满，脉沉主病在里，医生未能审明病变证机主次反而用汗法，导致津液从汗而泄，大便困难，病以阳明实热证为主，久而不愈则谵语。

【注释】

伤寒四五日：伤寒，外邪侵入太阳并加重阳明病。

脉沉而喘满：满，胸满，脘腹胀满。

而反发其汗：病以里证为主，治当先里，不当先汗。

津液越出：津液因汗而外泄。

表虚里实：表虚，表证因汗法而解，即表证解除为虚；里实，阳明病以实证为主。

【原文】 三阳合病，腹满，身重，难以转侧，口不仁，面垢，谵语，遗尿；发汗则谵语；下之则额上生汗，手足逆冷；若自汗出者，白虎汤主之。（219）

【语译】 阳明太阳少阳兼证的表现，腹满，身体沉重，转侧屈伸不灵活，语言不利，面色如油垢，谵语，小便失禁；若先用发汗方药则加重谵语；若用下法，则导致额部出汗，手足厥冷；若用汗下后，病证表现仍以汗出为主，说明病是阳明热盛证，其治可选用白虎汤。

【注释】

三阳合病：三阳，即阳明、太阳、少阳；合病，病证相兼。

腹满：病变证机是经气壅滞不通。

身重：病变证机是邪热既伤气又壅滞气机。

口不仁：口，语言；不仁，不畅，不利。

面垢：面色如蒙油垢，病变证机是邪热熏蒸阴津而蕴结。

遗尿：病变证机是阳明盛热而肆虐心神，心神不能主持于下。

发汗则谵语：虽有太阳病但不能仅用发汗方药。

下之则额上生汗：下之，使用下法；阳明热盛证虽有类似阳明热结证，切不可用下法。

若自汗出者：病变证机是里热迫津外泄。

【原文】 二阳并病，太阳证罢，但发潮热，手足漐漐汗出，大便难而谵语者，下之则愈，宜大承气汤。（220）

【语译】 阳明病与太阳病相兼，太阳病证解除，只有潮热，手足连绵汗出不止，大便排出困难，谵语，其治用下法病可向愈，宜选用大承气汤。

【注释】

二阳并病：二阳，指阳明、太阳；并病，同时患病。

太阳证罢：太阳病邪因阳明素有失调而传入并加重阳明病。

但发潮热：只有潮热，亦即只有阳明病。

手足絷絷汗出：絷絷，连绵不断。

大便难而谵语：大便难，大便干结，排出困难。

【原文】 阳明病，脉浮而紧，咽燥口苦，腹满而喘，发热，汗出，不恶寒，反恶热，身重。若发汗则躁，心愦愦，反谵语；若加温针，必怵惕烦躁，不得眠；若下之，则胃中空虚，客气动膈，心中懊侬，舌上胎者，栀子豉汤主之。（221）

【语译】 阳明热郁证的表现，脉浮而紧，咽喉干燥，口苦，腹满，气喘，发热，汗出，不恶寒，反而怕热，身体沉重。阳明热郁证类似太阳病，用发汗方药治疗，则心烦身躁，谵语；若用温针治疗，必有心中悸动恐惧，烦躁不安，失眠；阳明热郁证类似阳明热结证，若用下法治疗，则损伤胃气，邪气侵扰胸膈，心胸烦闷、郁结、懊侬，舌上苔黄者，其治可选用栀子豉汤。

【注释】

阳明病：阳明热郁证。

脉浮而紧：阳明热郁证之主脉。

身重：病变证机是阳明郁热既耗伤正气，又郁遏气机。

腹满而喘：病变证机是阳明热郁，浊气内结，郁热上攻。

必怵惕烦躁：必，必有；怵惕，恐惧。

不得眠：失眠。

胃中空虚：空虚，引申为因用下法而损伤胃气。

客气动膈：客气，邪气；动，损伤；动膈，损伤胸膈之气。

心中懊恼：懊，懊恼；恼，烦恼。懊恼，心胸烦闷，无可奈何。

舌上胎者：胎，苔也。舌上胎者即指舌上黄苔。

【原文】 若渴欲饮水，口干舌燥者，白虎加人参汤主之。（222）

【语译】 如果病人口渴欲饮水，饮后仍口干舌燥者，其治可选用白虎加人参汤。

【注释】

若渴欲饮水：饮水多且不能解渴，病变证机是邪热大伤阴津。

口干舌燥者：前言渴欲饮水，后言口干舌燥，即口渴因饮水而没有得到缓解。

【原文】 若脉浮，发热，渴欲饮水，小便不利者，猪苓

汤主之。（223）（第十三13）

【语译】 脉浮，发热，渴欲饮水，小便不利者，其治可选用猪苓汤。

【注释】

脉浮：阳明水气郁热水气证之脉浮应与太阳病相鉴别。

发热：阳明水气郁热水气证之发热应与太阳病相鉴别。

渴欲饮水：阳明水气郁热水气证口渴且饮水不多，因病变证机是原有水气内停。

【方药】 猪苓汤

猪苓去皮　茯苓　泽泻　阿胶　滑石碎，各一两（3g）

上五味，以水四升，先煮四味，取二升，去滓。内阿胶烊消。温服七合。日三服。

【药解】 猪苓利水清热。阿胶养血益阴润燥。泽泻泄热利水。茯苓健脾益气，利水渗湿。滑石利水清热。

【药理】 具有改善肾功能，抗结石，调节水液代谢，调节钾、钙、钠、氯代谢，调节血压，调节心律，抗心肌缺血，抗心脑缺氧，降血脂，调节肾上腺皮质功能，抗自由基，增强机体免疫功能，消炎，抗病毒，抗过敏等作用。

【原文】 阳明病，汗出多而渴者，不可与猪苓汤，以汗多胃中燥，猪苓汤复利其小便故也。（224）

【语译】 阳明热盛津伤证的表现有汗出较多，口渴较甚，其治不可选用猪苓汤，因为汗多易致胃中津伤，猪苓汤虽能滋阴但以利小便为主。

【注释】

阳明病：阳明热盛津伤证。

汗出多而渴者：汗出多，阳明热盛迫津外泄；渴，阳明热盛消灼阴津。

以汗多胃中燥：以，因为；胃中燥，胃中津液亏损。

猪苓汤复利其小便故也：复，又。即猪苓汤既滋阴又利小便，以利小便为主。

【原文】 脉浮而迟，表热里寒，下利清谷者，四逆汤主之。（225）

【语译】 这是阳明虚寒下利重证的表现，脉浮而迟，病变证机是外有假热里有真寒，并泻下未消化的食物，其治可选用四逆汤。

【注释】

脉浮而迟：浮，脉浮无力。

表热里寒：表热，在表有身热，病变证机是阳气浮越于外；里寒，里有阳气虚弱，阴寒内生。

下利清谷：清谷，未消化的食物。

四逆汤：既可辨治少阴寒证，又可辨治阳明寒证。

【原文】 若胃中虚冷，不能食者，与水则哕。（226）

【语译】 如有阳明虚寒证的表现，不能饮食，饮水则干呕哕逆。

【注释】

胃中虚冷：胃中，胃脘；冷，寒。即阳明虚寒证。

与水则哕：与，给予；水，饮水。胃阳虚弱而不降，寒气内生而凝滞，阳虚不能化水，饮水则胃气上逆。

【原文】 脉浮，发热，口干，鼻燥，能食者，则衄。（227）

【语译】 阳明气血郁热证的表现，脉浮，发热，口干，鼻腔干燥，饮食尚可，必有出血或紫斑。

【注释】

脉浮：脉浮有力。

能食者：阳明病变热在血，尚未影响到胃气通降。

衄：鼻出血，或牙龈出血，或肌肤紫斑。

【原文】 阳明病，下之，其外有热，手足温，不结胸，心中懊憹，饥不能食，但头汗出者，栀子豉汤主之。（228）

【语译】 阳明热证，使用下法治疗，下后邪热仍在并演变为阳明热郁证，身体发热，手足温和，未有结胸症状表现，心中烦闷、郁结，饥不思食，仅有头汗出者，其治可选用栀子豉汤。

【注释】

阳明病：阳明热结证，或阳明热郁证有类似阳明热结证。

下之：阳明热结证治当用下法。阳明热郁证类似阳明热结证，其治不能用下法。

其外有热：身体发热，或体温升高，或自觉发热。

手足温：病变证机是阳明热郁内结。

不结胸：阳明热郁证虽有胸中病证，但不是结胸证，应与结胸证相鉴别。

饥不能食：胃中虽饥，但不思食。病变证机是胃热主动，动则能食，又因热郁阳明胃气，故又不能食。

但头汗出：病变证机是阳明热郁，郁热上蒸。

【原文】 阳明病，发潮热，大便溏，小便自可，胸胁满不去者，与小柴胡汤。（229）

【语译】 阳明少阳兼证的表现，发作性潮热，大便溏泄，小便未有异常变化，胸胁胀满仍在，其治可选用小柴胡汤。

【注释】

阳明病：阳明少阳兼证。

发潮热：发，发作性。

大便溏：这里指是阳明病不是阳明热结证。

小便自可：阳明少阳病变尚未影响到小便。

小柴胡汤：既可辨治不大便，又可辨治大便溏，关键在于审明病变证机。

【原文】 阳明病，胁下硬满，不大便而呕，舌上白胎者，可与小柴胡汤；上焦得通，津液得下，胃气因和，身濈然汗出而解。（230）

【语译】 阳明少阳兼证的表现，胁下痞硬胀满，不大便而呕吐，舌上苔黄白夹杂者，其治可选用小柴胡汤；服用小柴胡汤，上焦气机得以通畅，津液得以运行输布，肠胃之气因之而和谐，全身连绵不断汗出则病可向愈。

【注释】

阳明病：阳明少阳兼证。

舌上白胎者：白，应是黄白夹杂；胎，苔也。病变证机是寒热夹杂。

上焦得通：上焦，上焦气机。

津液得下：下，运行。

胃气因和：胃，胃家；和，调和，和谐。

小柴胡汤：既可调理上焦气机，还可调和中焦气机，还可调畅下焦气机。

【原文】 阳明中风，脉弦浮大而短气，腹都满，胁下及心痛，久按之气不通，鼻干，不得汗，嗜卧，一身及目悉黄，小便难，有潮热，时时哕，耳前后肿。刺之小差，外不解。病过十日，脉续浮者，与小柴胡汤。（231）

脉但浮，无余证者，与麻黄汤；若不尿，腹满加哕者，不治。（232）

【语译】 阳明少阳太阳相兼的表现，脉弦浮大，短气，腹部胀满尤甚，胁下及心痛，久按之气机不通，鼻腔干燥，无汗，嗜卧，全身上下及目皆发黄，小便不利，潮热，时时哕逆，耳前后肿胀。病变若以太阳病为主，可先用针刺方法，刺后病证得以缓解，但太阳病仍未完全解除。三阳兼证发病已逾十余日，脉仍浮，再参验其他相关脉证，若以少阳病为主，其治可选用小柴胡汤。

若脉仅浮，阳明少阳证不明显，其治可选用麻黄汤；若病由小便不利演变为无尿，腹胀满更甚，又有哕逆者，病情危重，难以救治。

【注释】

阳明中风：风，阳也，热也；阳明中风，阳明少阳太阳热证。

脉弦浮大而短气：弦，热郁少阳；浮，太阳正气抗邪；大，阳明正气不虚而积极抗邪。

腹都满：都，甚，重。

胁下及心痛：指疼痛部位较广泛。

久按之气不通：病变本有不通，久久按压更加不通。

鼻干：热灼阴津。

不得汗：无汗。

嗜卧：热既伤气又壅滞气机。

一身及目悉黄：一身，全身；悉黄，尽黄。

小便难：病变证机是热伤阴津。

时时哕：病变证机是热伤胃气上逆。

耳前后肿：病变证机是热壅胆经。

刺之小差：刺之，针刺太阳经穴；小差，病证略有缓解。

外不解：虽缓解但未尽解除。

病过十日：过，超过。疾病因时日变化而发生变化。

脉续浮者：脉浮未发生明显变化。

脉但浮：脉仅浮，以脉浮代太阳病可能出现的诸多症状表现。

无余证者：余证，阳明少阳证。

若不尿：热盛而夺津耗液，故无尿。

腹满加哕者：腹满，病更甚于前；哕，胃气上逆更甚于前。

不治：病情危重。

【原文】 阳明病，自汗出，若发汗，小便自利者，此为津液内竭，虽硬不可攻之，当须自欲大便，宜蜜煎导而通之；若土瓜根及大猪胆汁，皆可为导。（233）

【语译】 阳明病与太阳病相兼，自汗出，若以表证为主，治当发汗，小便偏多，此为津液从内而损伤，大便虽硬切不可攻下，应采用滋润方药使机体阴津恢复从而达到排出大便的目的，其治可选用蜜煎导滋阴润下；或选用土瓜根汁方和大猪胆汁方，均可达到润导通下的目的。

【注释】

阳明病：阳明热结津亏证。

若发汗：病以太阳病为主，治当先发汗。

小便自利者：仲景论"小便自利"，不是论小便正常通利，而是论阴津损伤，从小便而损伤。

此为津液内竭：内，素体；竭，阴津损伤较重。

虽硬不可攻之：大便硬有诸多治疗方法，不能仅仅局限于攻下。

当须自欲大便：须，采用；自，机体阴津恢复。

皆可为导：导，滋润，疏通。

【方药1】 蜜煎导

食蜜七合（50mL）

上一味，于铜器内，微火煎，当须凝如饴状，搅之勿令焦著，欲可丸，并手捻作梃，令头锐，大如指，长二寸许，当热时急作，冷则硬，以内谷道中，以手急抱，欲大便时乃去之。

【药解】 方中食蜜清热和阴，补益脾胃，生津润燥，润肠通便，甘缓去急，以治疗大肠津亏热结证。

【药理】 具有降压，扩张冠状动脉血管，降血糖，促进创伤愈合，保肝，增强机体免疫功能，解毒，抑菌，抗炎，抗病毒，抗硬化等作用。

【方药2】 土瓜根汁方

土瓜根二十两（60g）（注：方药用量乃编者所加，仲景原方无剂量）

上一味，以水四升，煮取二升，去滓。本方之用有二法：温服一升，分二服。又纳灌肛门内，急抱，欲大便时乃去之。（注：方药用量乃编者所加，仲景原方无剂量）

【药解】 方中土瓜根清热益阴，生津润燥，泻热除结，以治疗大肠津亏燥热内结证。

【药理】 具有改善微循环，扩张血管，调节血压，促进胃肠蠕动，消炎，抗过敏，解痉，抗菌等作用。

【方药3】 大猪胆汁方

猪胆一枚

大猪胆一枚，泻汁，和少许法醋，以灌谷道内，如一食顷，当大便出宿食恶物，甚效。

【药解】 猪胆汁清热育阴，润肠通便，降泄浊热。醋能生津泄热，滋阴润肠。

【药理】 具有解除支气管平滑肌痉挛，调节支气管腺体分泌，抗过敏，抗休克，抗惊厥，解痉，调节呼吸中枢，促进胆汁分泌，促进胃肠蠕动，扩张血管，消炎，抗病毒，抗真菌等作用。

【原文】 阳明病，脉迟，汗出多，微恶寒者，表未解也，可发汗，宜桂枝汤。（234）

【语译】 阳明病与太阳病相兼的表现，脉迟，汗出较多，轻微怕冷，太阳病仍在，其治可用发汗，可选用桂枝汤。

【注释】

阳明病：指阳明病证与太阳病证相兼。

脉迟：脉迟的病变证机有寒有热，临证必须进一步详辨病变证机。

表未解也：说明太阳病证仍在。

可发汗：辨太阳病为太阳中风证，以表证为主。

桂枝汤：太阳病与阳明病相兼，若阳明病是寒证，用桂枝汤即能达到预期治疗目的；若阳明病是热证，用桂枝汤当酌情配伍清热药，才能取得最佳治疗效果。

【原文】 阳明病，脉浮，无汗而喘者，发汗则愈，麻黄

汤主之。（235）

【语译】 阳明病是内外夹杂性病变，在里是阳明病，病人脉浮，无汗，气喘，以表证为主，使用发汗方法则太阳伤寒证即愈，其治可选用麻黄汤。

【注释】

阳明病：阳明病的病变证机属于实，若是虚证则不能仅用麻黄汤。

发汗则愈：内外夹杂性病变，以表证为主。

麻黄汤：阳明病的病变属于实偏于寒，可用麻黄汤；属于实偏于热，用麻黄汤应酌情配伍清热药。

【原文】 阳明病，发热，汗出者，此为热越，不能发黄也；但头汗出，身无汗，剂颈而还，小便不利，渴引水浆者，此为瘀热在里，身必发黄，茵陈蒿汤主之。（236）

【语译】 这是阳明湿热发黄证的表现，发热，汗出，湿热因汗出而外泄，身体不会发黄；仅有头部汗出，齐颈部而止，身体无汗，小便不利，口渴喜饮浆汁类液体，病变证机是里有湿热夹瘀，身体必定发黄，其治可选用茵陈蒿汤。

【注释】

阳明病：阳明湿热发黄证。

此为热越：越，发越，发泄。

剂颈而还：剂，齐；还，止。

渴引水浆：引，饮；水浆，浆汁类液体。

此为瘀热在里：瘀热，湿热夹瘀。

身必发黄：必，必定；黄，身黄目黄，亦即黄疸。

【方药】 茵陈蒿汤

茵陈蒿六两（18g）　栀子擘，十四枚（14g）　大黄去皮，二两（6g）

上三味，以水一斗二升，先煮茵陈，减六升，内二味，煮取三升，去滓。分三服。小便当利，尿如皂荚汁状，色正赤，一宿腹减，黄从小便去也。

【药解】 方中茵陈蒿清利阳明湿热，疏利肝胆气机，降泄浊逆退黄。栀子清热燥湿除烦。大黄泻热燥湿，推陈致新，导瘀下行。

【药理】 具有保肝利胆，降血脂，降血压，解除胃肠道平滑肌痉挛，增强胃肠蠕动，增强机体免疫功能，调节内分泌，消炎，抗真菌，抗病毒，抗突变，抗肿瘤，抗过敏等作用。

【原文】 阳明证，其人喜忘者，必有蓄血，所以然者，本有久瘀血，故令喜忘，屎虽硬，大便反易，其色必黑者，宜抵当汤下之。（237）

【语译】 阳明瘀热证的表现，病人健忘，病变证机必是瘀热留结，为何知道病变是瘀热，因为病人本有瘀血，所以健忘，大便虽硬，但排大便较易，大便色泽必定是黑如油漆状，其治可选用抵当汤下之。

【注释】

阳明证：阳明瘀热证。

其人喜忘者：喜忘，健忘。病变证机是瘀热内结，肆虐于心，心神既不得阴血所养，又被瘀热所郁遏。

必有蓄血：必，必是；蓄，瘀血。

本有久瘀血：本，原来；久，日久不愈。

屎虽硬：病变证机是瘀热内结。

大便反易：病变证机是瘀血属阴主润。

其色必黑：瘀热与糟粕相结，热灼阴熬血，其色为黑。

抵当汤：既可辨治健忘，又可辨治身黄，还可辨治少腹拘急，关键在于审明病变证机是瘀血。

【原文】 阳明病，下之，心中懊憹而烦，胃中有燥屎者，可攻；腹微满，初头硬，后必溏，不可攻之；若有燥屎者，宜大承气汤。（238）

【语译】 阳明热结重证，用下法治疗，心中懊憹，烦躁不安，病变证机是阳明胃家有燥屎内结，其治可用攻下方法；腹部轻微胀满，大便初头硬，之后溏泄，其治不可用大承气汤攻下；若病变证机是阳明燥屎阻结不通，其治可选用大承气汤。

阳明病：阳明热结重证。

下之：使用下法辨治阳明热结重证。

心中懊憹而烦：心中，心胸；懊憹，懊恼；烦，心烦，烦躁不安。

初头硬：初头，大便前端；硬，干结。

后必溏：后，大便后端；溏，大便溏泄不成形。

【原文】 病人不大便五六日，绕脐痛，烦躁，发作有时，此有燥屎，故使不大便也。（239）

【语译】 阳明热结重证的表现，不大便五六日，脐周疼痛，烦躁，时发时止，这是燥屎内结，所以不大便。

【注释】

绕脐痛：绕，环绕。

发作有时：绕脐痛和烦躁，时发时止，发无定时。

此有燥屎：邪热与肠中糟粕相结而阻结不通。

【原文】 病人烦热，汗出则解，又如疟状，日晡所发热者，属阳明也；脉实者，宜下之；脉浮虚者，宜发汗；下之，与大承气汤；发汗，宜桂枝汤。（240）

【语译】 阳明病与太阳病相兼的表现，烦热，汗出后烦热解除，移时又有发热恶寒类似疟状，日晡左右发热较明显，病变属于阳明；脉实者，其治宜用下法；脉浮弱者，其治宜用发汗；下法可用大承气汤；汗法可用桂枝汤。

【注释】

病人烦热：既可见于太阳病烦热，又可见于阳明病烦热。

汗出则解：邪因汗出而泄，烦热因汗出而解。

又如疟状：太阳病证仍在，病证表现类似疟疾。

日晡所发热者：发热，潮热。阳明正气乘势而抗邪，正邪斗争比较明显。阳明病发热有定时，而太阳病发热无定时。

属阳明也：内外夹杂性病变，以阳明热证为主。

脉实者：脉以实为主，治从阳明热证。

脉浮虚者：脉以浮虚为主，治从太阳。

【原文】 大下后，六七日不大便，烦不解，腹满痛者，此有燥屎也；所以然者，本有宿食故也，宜大承气汤。（241）

【语译】 用大泻下方药治疗阳明热结重证，六七日仍然不大便，烦躁不解，腹部胀满疼痛，病变证机是燥屎阻结不通；之所以有阳明燥屎内结，是因为原有阳明宿食积久的缘故，其治可选用大承气汤。

【注释】

大下后：阳明热结重证。

烦不解：烦，烦躁不安。

腹满痛者：满，胀满。

此有燥屎也：病变证机是邪热与肠中糟粕相结。

本有宿食故也：宿食，饮食积久而不消。

【原文】 病人小便不利，大便乍难乍易，时有微热，喘冒不能卧者，有燥屎也，宜大承气汤。（242）

【语译】 阳明热结旁流重证的表现，病人小便不利，大便时而干结，时而旁流下利，时有轻微身热，气喘，头昏目眩，不能躺卧，病变证机是燥屎内结，其治可选用大承气汤。

【注释】

病人小便不利：病变证机是阳明邪热内结而损伤阴津。

大便乍难乍易：乍，时有时无；乍难，时而大便困难；易，热结旁流下利；乍易，时而大便旁流下利。

时有微热：微，自觉身热较轻。

喘冒不能卧者：喘，气喘；冒，头昏目眩。

【原文】 食谷欲呕，属阳明也，吴茱萸汤主之；得汤反剧者，属上焦也。（243）

【语译】 食后欲吐者，病变属于阳明胃，其治可选用吴茱萸汤；服用吴茱萸汤病证加剧者，病变属于上焦郁热。

【注释】

食谷欲呕者：食，吃；谷，食物；欲，想要。

属阳明也：属，属于，归属；阳明，阳明胃。

得汤反剧者：得汤，得吴茱萸汤；反剧，病情反而加重。

属上焦也：上焦，心，肺。即上焦心肺郁热的病变亦可出现食后欲吐，应与之相鉴别。

【方药】 吴茱萸汤

吴茱萸洗，一升（24g）　人参三两（9g）　生姜切，六两（18g）　大枣擘，十二枚

上四味，以水七升，煮取二升，去滓。温服七合，日三服。

【药解】 方中吴茱萸温肝散寒，暖胃通阳，降逆止呕。生姜温胃散寒，降逆止呕。人参大补中气，和胃益脾，补益气血，滋养肝胃。大枣益气和中。

【药理】 具有保护胃黏膜，抑制酸泌，对抗小肠功能亢进，促进胃肠道蠕动，抗胃溃疡，调节心律，强心，改善微循环，增强机体免疫功能，调节周围神经，保肝利胆，镇静，消炎，解热，抗病毒，抗过敏等作用。

【原文】 太阳病，寸缓关浮尺弱，其人发热，汗出，复恶寒，不呕，但心下痞者，此以医下之也；如其不下者，病

人不恶寒而渴者，此转属阳明也；小便数者，大便必硬，不更衣十日，无所苦也；渴欲饮水，少少与之，但以法救之；渴者，宜五苓散。（244）

【语译】 病是内外夹杂性病变，以太阳病为主，病人发热，汗出，又有恶寒，且没有呕吐，仅有心下痞，这是医生用下法治疗内外夹杂性病变所引起的病证；假如没有使用下法，又没有恶寒，且有口渴，这是内外夹杂性病变转变为阳明热证的表现；假如病人小便偏多，大便干硬，不大便十余日且无明显痛苦，这是疾病演变为脾约证；假如病人渴欲饮水，其治可稍稍饮水，只有根据病变证机才能选用最佳治疗方药；口渴者，病变证机是水气内结，其治可选用五苓散。

【注释】

太阳病：内外夹杂性病变，以表证为主。

寸缓关浮尺弱：缓，和缓，没有明显病变；浮，太阳病变；弱，正气虚弱。

但心下痞者：但，仅有；心下，胃脘；痞，痞塞不通。

此以医下之也：以表证为主，治当先表，若先治其里，若是用下法治其里，未能切中病变证机，则可引起病证发生变化。

如其不下者：如果医生没有用下法治疗。

病人不恶寒而渴者：原来病是内外夹杂性病变，病变证机属于热夹虚，因正气恢复抗邪，病变可由虚证为主转变为以热证为主。

此转属阳明也：转，传变。原来病变证机在脾胃，可演变为以阳明为主。

小便数者：指小便量多或小便次数多。

大便必硬：必，必定，必有，阴津从小便而去，肠失濡润。

不更衣十日：不更衣，不大便；十日，约略之辞，即病变较久。

无所苦也：没有明显痛苦，并非没有任何痛苦。

渴欲饮水：阳明热伤阴津。

少少与之：稍饮水可化生阴津，多则可引起水饮内停。

但以法救之：但，只有；法，根据，依据；救，治疗。只有根据病变证机才能选用最佳治疗方药。

渴者：病变证机是水气内停，气不化水。

【原文】 脉阳微而汗出少者，为自和也；汗出多者为太过。阳脉实，因发其汗，出多者，亦为太过。太过者，为阳绝于里，亡津液，大便因硬也。（245）

【语译】 病是内外夹杂性病变，寸口脉微浮，治疗使病人微微汗出，表邪可从汗出而解；汗出多者，易损伤阴津。寸口脉实，根据病证表现治当发汗，若汗出较多，亦易损伤阴津。损伤阴津太严重的，太阳病邪可因阳明素有失调而传入并加重阳热盛极于里或损伤阳气，大伤津液，大便因之干硬不通。

【注释】

脉阳微而汗出少者：脉阳微，寸口脉微浮；汗出少，治疗使病人微微汗出。

为自和也：自，机体阴阳之气；和，病为向愈。

汗出多者为太过：汗出多，发汗太多；太过，阴津被损伤。

阳脉实：阳脉，寸口脉；实，正气不虚。

为阳绝于里：阳，热也；绝，盛极，亡也；里，阳明，即阳热盛极于里。引申为阳气损伤或阳气虚弱，即阳气虚弱于里。

亡津液：亡，大伤。即大伤津液。

【原文】 脉浮而芤，浮为阳，芤为阴，浮芤相搏，胃气生热，其阳则绝。（246）

【语译】 脉浮而芤，脉浮主阳热，脉芤主阴虚，阳热阴虚相互搏结演变，阴不制阳而胃阳演变为热，病变证机以阳热极盛为主。

【注释】

浮为阳：浮，脉浮；阳，阳热，发热。

芤为阴：芤，脉芤；阴，阴虚内热。

浮芤相搏：浮，阳热；芤，阴虚内热；相搏，阳热伤阴，阴不制阳而为热，相互演变而加重病情。

胃气生热：气，阳；生，演变。

其阳则绝：阳，阳热；绝，热盛，热极。

【原文】 趺阳脉浮而涩，浮则胃气强，涩则小便数，浮涩相搏，大便则硬，其脾为约，麻子仁丸主之。（247）

【语译】 趺阳脉浮而涩，脉浮主脾胃郁热较重，脉涩主小便量多，浮涩并见，大便干结坚硬，病变是脾约，其治可选用麻子仁丸。

【注释】

浮则胃气强：浮，脉浮；胃气，脾胃之气；强，邪热郁滞较重。

涩则小便数：涩，脉涩，病变证机是津液偏渗水道；小便数，小便量多。

浮涩相搏：相搏，相互并见。

其脾为约：脾约证，其病变证机是邪热侵袭于脾，导致脾为胃家（包括胃、大肠与小肠）行其津液的功能被邪热所约束，水津不得正常分布于肠间而偏走于水道，以此而演变为肠道干燥而大便硬，偏走水道之小便数。

【方药】 麻子仁丸

麻仁二升（48g）　芍药半斤（24g）　枳实炙，半斤（24g）

大黄去皮，一斤（48g）　厚朴炙，去皮，一尺（30g）　杏仁去皮尖，熬，别作脂，一升（24g）

上六味，蜜和丸，如梧桐子大。饮服十丸，日三服，渐加，以知为度。

【药解】　方中麻仁运脾滋脾润燥，生津养阴通便。杏仁肃降肺气即实则泻其子，润肠泻表安里。大黄泻热理脾，攻下滞物，洁净腑气。枳实行气导滞，清热理气，调和脾胃。厚朴下气宽胸腹，温通气机，制约大黄、枳实寒凉伤胃或凝滞气机。芍药泻肝理脾，防止肝气乘脾，缓急柔肝益血。以蜜为丸，以缓泻之中有滋补，使泻下而不伤气。

【药理】　具有调节胃肠道蠕动，保护胃肠黏膜，调节消化酶分泌，调节胃肠神经，促进机体新陈代谢，抗胃溃疡，抗氧化，抗心肌缺血，增强机体免疫功能，降血脂，抗抑郁，降血糖，杀菌，调节支气管腺体分泌等作用。

【原文】　太阳病三日，发汗不解，蒸蒸发热者，属胃也，调胃承气汤主之。（248）

【语译】　病是内外夹杂性病变，以表证为主，太阳病已三日左右，使用发汗方药但病证未除，蒸蒸发热，病变证机属于阳明胃，其治可选用调胃承气汤。

【注释】

太阳病三日：阳明病与太阳病相兼，以太阳病为主已三日左右。

发汗不解：使用发汗方药治疗但病证仍在。

蒸蒸发热者：蒸蒸，热源于内而蒸发于外。

属胃也：病变部位在阳明胃，或病变部位在阳明胃家。

调胃承气汤：既可辨治病变部位在胃，又可辨治病变部位在肠。

【原文】 伤寒，吐后，腹胀满者，与调胃承气汤。（249）

【语译】 感受外邪而为内外夹杂性病变，以里证为主，使用吐法后，病以腹胀满为主，其治可选用调胃承气汤。

【注释】

伤寒：感受外邪而为内外夹杂性病变，以里证为主。

吐后：辨里证是可吐证，或类似可吐证。

腹胀满：病变证机是阳明热结，气机壅滞，浊气不降。

调胃承气汤：只能辨治阳明热结证之腹胀满，切不能用于虚证、寒证之腹胀满。

【原文】 太阳病，若吐，若下，若发汗后，微烦，小便数，大便因硬者，与小承气汤，和之愈。（250）

【语译】 阳明病与太阳病相兼，以阳明病为主，在阳明或是可吐证，其治当用吐法，或是可下证，其治当用下法，若里证居次，治当发汗解表，治里治表后，脘腹部轻微烦闷，或轻微心烦，小便量多，大便干硬，其治可选用小承气汤，使阳明胃气调和则病为向愈。

【注释】

若吐：病有可吐证，以里证为主，治当用吐；或类似可吐证，不能用吐法。

若下：病有可下证，以里证为主，治当用下；或类似可下证，不能用下法。

若发汗后：里证因治而居次，治当解表发汗。

微烦：烦，心烦，或脘腹烦闷。

小便数：小便量多或小便次数多。

和之愈：和，和谐，调和；之，阳明胃气。

小承气汤：既可辨治阳明热结轻证，又可辨治心胸热结证。

【原文】 得病二三日，脉弱，无太阳柴胡证，烦躁，心下硬，至四五日，虽能食，以小承气汤少少与，微和之，令小安；至六日，与承气汤一升；若不大便六七日，小便少者，虽不受食，但初头硬，后必溏，未定成硬，攻之必溏，须小便利，屎定硬，乃可攻之，宜大承气汤。（251）

【语译】 感受外邪而为阳明病且已二三日，脉弱，病人既无太阳病证又无柴胡汤证，且烦躁，胃脘痞硬，至四五日，饮食尚可，其治应选用小承气汤稍稍与之，轻微泻下以调和肠胃之气，使病人烦躁得以安宁；至六日，若病证仍在者，其治可选用小承气汤并加大汤液用量为一升；若不大便六七日，小便少者，病人虽然不能食，但大便初头硬，后溏泄，尚未坚硬，用攻下方法常可引起大便溏泄，只有热迫阴津从小便渗泄，大便才有坚硬不通，审明该病是阳明热结重证，治当攻下，可选用大承气汤。

【注释】

得病二三日： 得病，患病；二三日，约略之辞。

脉弱： 阳明正气不足。

无太阳柴胡证： 太阳，太阳病；柴胡证，柴胡汤证、少阳病证，柴胡汤证概念大于少阳病变。即指病变没有太阳病变、柴胡汤证病变，阳明素有失调，感受外邪，乘病人素有失调而侵犯阳明。

心下硬： 心下，胃脘；硬，硬满。

虽能食： 饮食虽不及正常，但仍能食。

微和之： 微，轻微泻下；和，调和肠胃。

令小安： 令，使；小安，烦躁减轻。

与承气汤一升： 承气汤，即小承气汤；一升，加大小承气汤汤液用量。

小便少者： 病变证机是阳明热结伤津。

虽不受食： 受，能也。病变证机是阳明浊气壅滞，胃气不能通降。

未定成硬：阳明热结证之大便尚未坚硬。

须小便利：须，只有；小便利，阴津从小便而泄。

【原文】 伤寒六七日，目中不了了，睛不和，无表里证，大便难，身微热者，此为实也，急下之，宜大承气汤。（252）

【语译】 外邪侵犯阳明少阴已六七日，目睛无神且视物模糊不清，眼珠僵硬且不灵活，虽感受外邪但无表证，大便困难，身体轻微发热，病变证机以实为主，其治当急急攻下热结，可选用大承气汤。

【注释】

伤寒六七日：伤寒，感受外邪，根据病证表现外邪是邪热。

目中不了了：了了，视物清晰，两目炯炯有神。

睛不和：睛，眼珠；和，自如，灵活。

无表里证：表里，偏义词复用，重在表。亦即虽感受外邪，但外邪直入于阳明且无表证。

此为实也：实，阳明少阴兼证，阳明为实，少阴为虚，虚实夹杂，以实为主。

大承气汤：既可辨治阳明热结重证，又可辨治阳明热结重证夹寒者。

【原文】 阳明病，发热，汗多者，急下之，宜大承气汤。（253）

【语译】 阳明热极痉证的表现，发热，汗出不止，其治当急急攻下，可选用大承气汤。

【注释】

阳明病：阳明热极证。

发热：此指体温高达40℃以上，或自觉身体发热非常严重。

汗多：汗出如水淋漓且不能自止。

大承气汤：既是辨治阳明热结证的重要治病方，又是辨治阳明热极证的重要代表方。

【方药】 大承气汤

大黄酒洗，四两（12g）　厚朴炙，去皮，半斤（24g）　枳实炙，五枚（5g）　芒硝三合（8g）

上四味，以水一斗，先煮二物，取五升，去滓，内大黄，更煮取二升，去滓。内芒硝，更上微火一两沸，分温再服。得下，余勿服。

【药解】 方中大黄清泻邪热，攻下实热，推陈致新。芒硝软坚散结，润燥通便。枳实行气破滞，消痞除坚。厚朴下气散结，消除胀满，制约苦寒而不凝气机，苦寒而不伤中气。

【药理】 具有调节肠胃道蠕动，解除胃肠平滑肌痉挛，改善微循环，抑制胃酸分泌，改善肺组织，调节呼吸中枢，调节血管通透性，调节去甲肾上腺素水平，清除内毒素，保肝利胆，改变血管性肠肽，增强机体免疫功能，抗真菌，抗病毒，消炎，抗过敏，抗肝硬化，抗溃疡，抗惊厥等作用。

【原文】 发汗不解，腹满痛者，急下之，宜大承气汤。（254）

【语译】 内外夹杂性病变，以表证为主，治当发汗，汗后表证仍在，且病以里证为主，腹部胀满疼痛，当急急攻下，其治可选用大承气汤。

【注释】

发汗不解：表证因治而未尽解。

腹满痛者：满，大满；痛，大痛。

急下之：急急攻下。

【原文】 腹满不减，减不足言，当下之，宜大承气汤。（255）

【语译】 阳明热结重证的表现，腹胀满未有减轻，即使减轻也微不足道，其治当用下法，可选用大承气汤。

【注释】

腹满不减：不减，未有减轻。

减不足言：不足言，微不足道。

【原文】 阳明少阳合病，必下利，其脉不负者，为顺也；负者，失也，互相克贼，名为负也；脉滑而数者，有宿食也，当下之，宜大承气汤。（256）

【语译】 阳明病与少阳病相兼，可有下利，若脉以阳明病脉为主，病变证机没有发生其他异常变化；少阳病邪侵犯阳明并加重阳明病，阳明少阳病情加重，阳明少阳相互侵犯引起的病理变化，这样的病叫作少阳病邪加剧阳明病；脉滑而数者，病变证机是饮食积滞，宿而不消，其治当用下法，可选用大承气汤。

【注释】

必下利：必，此处指可有；下利，热结旁流下利。

其脉不负者：其脉，阳明病脉；负，少阳病邪侵犯并加剧阳明病证。

为顺也：病变证机没有发生异常变化。

失也：少阳阳明病证加重。

互相克贼：互相，阳明少阳相互影响；克，侵犯；贼，病理演变。

名为负也：对于少阳病邪侵犯阳明并加剧阳明病的病理变化叫作负。

有宿食也：病变证机是饮食积滞。

【原文】 病人无表里证，发热七八日，虽脉浮数者，可

下之；假令已下，脉数不解，合热则消谷善饥，至六七日，不大便者，有瘀血，宜抵当汤。（257）

【语译】 病人症状表现有类似表证，身体发热已七八日，虽脉浮数但不是太阳病，其治可用下法；假如已用下法，脉数仍在，邪热较盛则消谷易饥，病至六七日，不大便，病变证机是瘀热，其治可选用抵当汤。

【注释】

病人无表里证：表，病证表现类似表证；里，病变证机与病证表现均为里证。

发热七八日：发热，自觉发热，或体温升高之发热。

虽脉浮数者：脉浮数，指要辨清表证里证。

脉数不解：脉数主里证，里证仍在，故脉数不解。

合热则消谷善饥：合，多也，盛也；合热，邪热较盛；消谷善饥，虽饮食但仍饥饿。

有瘀血：病变证机是瘀热。

【原文】 若脉数不解，而下不止，必协热便脓血也。（258）

【语译】 病人脉数不解，下利不止，必定伴有发热与便中夹有脓血。

【注释】

脉数不解：原有脉数，治后仍脉数。

而下不止：原有下利，治后下利仍不能自止，病变证机是邪热下迫下注。

必协热便脓血也：必，必定；协热，伴有发热；便脓血，大便中夹有脓血。病变证机是热迫血动血，血不得行于脉中而溢于脉外。

【原文】 伤寒，发汗已，身目为黄，所以然者，以寒湿在里不解故也；以为不可下也，于寒湿中求之。（259）

【语译】 病是内外夹杂性病变，以表证为主，其治当发汗解表，然则以身目发黄为主，为何有这样的病证表现？因为在里有寒湿浸淫且未解除；虽有类似可下证，切不可用下法，应当从寒湿中辨治。

【注释】

伤寒：素有寒湿而又被外寒侵袭，病为内外夹杂性病变。

发汗已：以表证为主，治当先表。

身目为黄：身黄目黄，亦即黄疸。

以为不可下也：以，因为；为，有；不可下，因寒湿发黄有类似可下证。

于寒湿中求之：于，从；求，审证求因，以法辨治。

【原文】 伤寒七八日，身黄如橘子色，小便不利，腹微

满者，茵陈蒿汤主之。（260）

【语译】 感受外邪而为阳明病业已七八日，以身体发黄如橘子色为辨治要点，小便不利，腹部微满，其治可选用茵陈蒿汤。

【注释】

伤寒七八日：伤寒，外感湿热之邪；七八日，约略之辞。

身黄如橘子色：黄，黄疸；橘子色，黄色鲜明。

腹微满者：病变证机是湿热蕴结，浊气壅滞不通。

茵陈蒿汤：本方既能辨治湿热黄疸证，又能辨治非有黄疸而以湿热为主者。

【原文】 伤寒，身黄，发热者，栀子柏皮汤主之。（261）

【语译】 感受湿热而为阳明病，身体发黄，发热，其治可选用栀子柏皮汤。

【注释】

伤寒：外感湿热侵袭，以热为主。

身黄：黄，黄疸。

发热：体温升高，或自觉发热且体温正常。

【方药】 栀子柏皮汤

栀子擘，十五个（15g）　甘草炙，一两（3g）　黄柏二两（6g）

上三味，以水四升，煮取一升半，去滓。分温再服。

【药解】 方中栀子清热燥湿。黄柏泻热燥湿退黄。炙甘草益气和中，防止苦寒伤中。

【药理】 具有调节内分泌，调节中枢神经，调节机体代谢功能，调节胃肠道蠕动，解热，消炎，抗病毒，抗菌，保肝利胆，增强机体免疫功能等作用。

【原文】 伤寒，瘀热在里，身必黄，麻黄连轺赤小豆汤主之。（262）

【语译】 感受外邪而演变为内外夹杂性病变，在表是太阳病，在里是阳明湿热夹瘀证，身体必有发黄，其治可选用麻黄连轺赤小豆汤。

【注释】

伤寒：感受外邪而演变为内外夹杂性病变。

瘀热在里：在里病变证机是湿热与瘀相结，以湿热为主。

【方药】 麻黄连轺赤小豆汤

麻黄去节，二两（6g）　连翘二两（6g）　杏仁去皮尖，四十个（7g）　赤小豆一升（24g）　大枣擘，十二枚　生梓白皮切，一升（24g）　生姜切，二两（6g）　甘草炙，二两（6g）

上八味，以潦水一斗，先煮麻黄，再沸，去上沫，内诸药，煮取三升，去滓。分温三服，半日服尽。

【**药解**】 方中麻黄解表散寒，宣发郁滞。赤小豆渗利水湿。生姜既解表散寒，又和中益胃。杏仁降逆化饮，通调水道。连翘、赤小豆、生梓白皮，清热除湿退黄。甘草、大枣，益气和胃，防止发散伤气、清热伤中。

【**药理**】 具有增强机体免疫功能，保肝利胆，促进胆汁分泌，调节胃肠道蠕动，调节支气管腺体分泌，解除支气管平滑肌痉挛，解热，抗过敏，消炎，抗菌，抗病毒，抗风湿，改善机体微循环等作用。

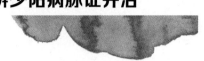

第三章
辨少阳病脉证并治

【原文】 少阳之为病，口苦，咽干，目眩也。（263）

【语译】 少阳患病的症状表现是口苦，咽干，目眩。

【注释】

少阳之为病：少阳，少阳病；为，患病；病，症状表现。

口苦：胆热上攻所致。

咽干：热伤阴津所致。

目眩：胆热攻窍所致。

【原文】 少阳中风，两耳无所闻，目赤，胸中满而烦者，不可吐下，吐下则悸而惊。（264）

【语译】 外邪侵犯少阳，两耳听力下降或耳聋，目赤，胸胁胀满而烦闷，虽有类似可吐证或可下证，切不可用吐下方法，若用吐下方法，则可引起心悸和惊惕。

【注释】

少阳中风：中风，外邪侵犯。

两耳无所闻：无所闻，轻者听力下降，重者耳聋。病变证机是邪热壅遏少阳经气脉络。

胸中满而烦者：烦，胸中烦闷，或形容胸满较甚。

不可吐下：少阳胆热气郁证类似瓜蒂散证，应与之相鉴别，也类似十枣汤、陷胸汤（丸）证，应与之相鉴别。

吐下则悸而惊：悸，心悸；惊，惊惕。病变证机是因用吐下而损伤心胸之气，心神不得心胸阳气所固护。

【原文】 伤寒，脉弦细，头痛，发热者，属少阳，少阳不可发汗；发汗则谵语，此属胃，胃和则愈；胃不和，烦而悸。（265）

【语译】 外邪侵犯少阳，脉弦细，头痛，发热，病变部位在少阳，少阳虽有类似太阳病，则不能用发汗方法；若用发汗方药，则可有谵语，若谵语病变证机转属胃，胃气调和则谵语可向愈；若阳明胃气失调，则可有心烦、心悸。

【注释】

伤寒：外邪侵犯少阳。

头痛：病变证机是少阳郁热上扰。

发热：病变证机是少阳与邪气相斗争；少阳证可只有发热，未必都有往来寒热，对少阳热型辨证不能局限于往来寒热。

属少阳：病变部位在少阳。

少阳不可发汗：少阳病证类似太阳病证，应与之相鉴别。

发汗则谵语：汗后伤津液，加重郁热内扰心神。

此属胃：谵语的病变证机属于胃。

胃和则愈：阳明胃气正常，仅因发汗而伤，胃气能积力恢复，谵语可向愈。

胃不和：和，和谐，正常；不和，阳明胃气失调。

烦而悸：病变证机是阳明胃热上攻上扰，"烦而悸"的病变部位不能局限于心胸。

【原文】 本太阳病不解，转入少阳者，胁下硬满，干呕，不能食，往来寒热，尚未吐下，脉沉紧者，与小柴胡汤。（266）

【语译】 病是太阳少阳兼证，原有太阳病邪未解除，太阳病邪乘机传入少阳并加重少阳病证，胁下硬满，干呕，不能饮食，往来寒热，虽有类似可吐证或可下证，但尚未用吐下方法，脉沉紧者，其治可选用小柴胡汤。

【注释】

本太阳病不解：本，原有；不解，病邪尚未解除。

转入少阳者：转，传入；少阳，少阳失调。

尚未吐下：吐下，类似病证，或少阳病证有类似可吐证，或少阳病证有类似可下证；吐下的症状表现，或少阳胆热尚未逆于胃即没有呕吐，或少阳胆热未下迫大肠即没有下利。

【原文】 若已吐下，发汗，温针，谵语，柴胡汤证罢，此为坏病；知犯何逆，以法治之。（267）

【语译】 少阳病兼证，以可吐证或可下证为主，其治当先用吐下方法，以太阳病为主，治当发汗，若是阳虚，治当温针或温药，用吐下、发汗、温针方法都没有达到预期治疗效果，谵语和少阳柴胡汤证解除，谵语是因治引起的病证；辨清病邪侵犯哪些脏腑、经络、气血、阴阳，按照病变证机与病证表现而选用最佳治疗方药。

【注释】

若已吐下：少阳兼证，以吐下证为主，治疗已用吐下方药。

发汗：少阳兼证，经用吐下后，以太阳病为主，治当发汗。

温针：少阳兼证，病是阳虚寒证，治当温针或温药温阳散寒。

柴胡汤证罢：柴胡汤证者，包括小柴胡汤证、大柴胡汤证、柴胡桂枝汤证等。

此为坏病：坏病，即因治不当所引起的病证表现。

知犯何逆：知，知道，辨清；犯，病邪侵犯；何逆，哪些病证表现。

以法治之： 以，按照；法，根据病变证机与病证表现所采取的治法。

【原文】 三阳合病，脉浮大，上关上，但欲眠睡，目合则汗。（268）

【语译】 少阳阳明太阳兼证的表现，脉浮大，在关部脉浮大明显，嗜睡，睡后即盗汗。

【注释】

三阳合病： 三阳，少阳阳明太阳。合病，相兼病，相兼证。

上关上： 关之前"上"字，在；关，寸关尺之关脉；关之后"上"字，明显，突出。

但欲眠睡： 但，只是；欲，想；眠睡，嗜睡。

目合则汗： 目合，睡眠；汗，即盗汗。盗汗多阴虚，但未必都是阴虚，且有少阳胆热者。

【原文】 伤寒六七日，无大热，其人躁烦者，此为阳去入阴故也。（269）

【语译】 外邪侵犯少阳已六七日，身体没有明显发热，身躁心烦，这是少阳病邪即将离去而欲传变为三阴病证的缘故。

【注释】

伤寒六七日：伤寒，感受外邪。

无大热：身体没有明显发热，或身体仅有自觉发热。

此为阳去入阴故也：阳，少阳；去，离开；入，传入，转变；阴，太阴、少阴、厥阴。

【原文】 伤寒三日，三阳为尽，三阴当受邪；其人反能食而不呕，此为三阴不受邪也。（270）

【语译】 外邪侵袭而演变为少阳病已三日，既没有太阳病证，又没有少阳病传入阳明病证，更没有少阳病证，此为邪气不胜三阳正气而消退，在通常情况下，三阴可能被邪气传入而发病；此时病人反能饮食且无呕吐等症状，此为三阴正气尚强而没有受到少阳之邪侵犯。

【注释】

伤寒三日：伤寒，感受外邪。

三阳为尽：三阳，太阳、阳明、少阳；尽，消失，解除。

三阴当受邪：三阴，太阴、少阴、厥阴；当，可能；受邪，被邪气传入。

其人反能食而不呕：能食，饮食正常，引申为正气尚强而没有被邪气侵入；不呕，没有呕吐等诸多症状表现。

【原文】 伤寒三日，少阳脉小者，欲已也。（271）

【语译】 外邪侵犯少阳而发病已三日，少阳脉由大转小，这是少阳病将要向愈之征兆。

【注释】

伤寒三日：伤寒，少阳受邪。

少阳脉小者：少阳脉由大而转小，或由紧转为微紧即小紧，或由脉弦转为微弦即小弦。

欲已也：欲，将要；已，疾病向愈。

【原文】 少阳病欲解时，从寅至辰上。（272）

【语译】 少阳病趋于缓解或痊愈的时间是在寅时（凌晨3点）到辰时（上午9点）之间。

【注释】

少阳病欲解时：欲，趋于；解，病证缓解或痊愈；时，少阳正气主时。

从寅至辰上：上，之间。从寅时（凌晨3点）到辰时（上午9点）之间，为少阳所主之时。

【原文】 太阴之为病，腹满而吐，食不下，自利益甚，时腹自痛；若下之，必胸下结硬。（273）

【语译】 太阴脾患病的症状表现，腹满，呕吐，不思饮食，下利日益加重，时有腹痛；下利虽有类似寒结旁流证切不可用下法，假如用下法治疗，则可导致胸脘阻结痞硬。

【注释】

太阴之为病：太阴，太阴脾；为，患病；病，病证表现。

食不下：食，吃；不下，不思饮食。

自利益甚：自利，下利的病变证机起于脾；益，日益；甚，加重。

时腹自痛：时，偶尔；自痛，疼痛原因源于内。

若下之：下利的症状有类似寒结旁流证，应与之相鉴别。

必胸下结硬：必，此处指会，可能，可有；胸，胸胁；下，脘腹在胁之下。

【原文】 太阴中风，四肢烦疼，阳微阴涩而长者，为欲愈。（274）

【语译】 太阴脾阳恢复，四肢疼痛烦扰不宁，寸脉微，尺脉涩且长，这是疾病向愈的表现。

【注释】

太阴中风：太阴，太阴脾；中，和调，得到；风，阳，引申为阳气恢复。

四肢烦疼：烦，烦扰不宁；疼，疼痛。病变证机是太阴脾气恢复，积极抗邪，正邪交争于四肢，邪气欲去且未去的表现特点。

阳微阴涩而长者：阳，寸脉；微，阳气渐渐恢复；阴，尺脉；涩，经气因湿郁而尚未完全通畅；长，阳气积力恢复。

【原文】 太阴病欲解时，从亥至丑上。（275）

【语译】 太阴病趋于缓解或痊愈的时间是在亥时（晚上9点）到丑时（次日凌晨3点）之间。

【注释】

太阴病欲解时：太阴病，有太阴脾和太阴肺之分；欲，趋于；解，病证缓解或痊愈；时，太阴正气主时。

从亥至丑上：上，之内。从亥时（晚上9点）到丑时（次日凌晨3点）之间，为太阴所主之时。

【原文】 太阴病，脉浮者，可发汗，宜桂枝汤。（276）

【语译】 太阴脾病与太阳病相兼，脉浮者，以太阳病为主，其治当发汗，可选用桂枝汤。

【注释】

太阴病：太阴，脾也，包括胃。

脉浮者：浮主表，以太阳病为主。

桂枝汤：桂枝汤既可调和营卫，又可调理脾胃，更可同时调理营卫脾胃。

【原文】 自利不渴者，属太阴，以其脏有寒故也，当温之，宜服四逆辈。（277）

【语译】 下利，口不渴，病变属于太阴，因为病人脾胃脏腑有虚寒的缘故，其治当用温补药，可选用四逆理中一类的方药。

【注释】

自利不渴：自，源自，起源于；自利，下利非因于外邪侵袭而是源于脾胃失调。

属太阴：太阴，脾也，包括胃。

以其脏有寒故也：以，因为；脏，脾胃；寒，虚寒。

当温之：温，指温补药。

宜服四逆辈：四逆，四逆汤、四逆加人参汤一类；辈，包括理中丸一类。

【原文】 伤寒，脉浮而缓，手足自温者，系在太阴，太阴当发身黄；若小便自利者，不能发黄，至七八日，虽暴烦下利，日十余行，必自止，以脾家实，腐秽当去故也。（278）

【语译】 感受湿热之邪，脉浮而缓，手足温和者，病变属于太阴脾，太阴脾湿热可有发黄；假如小便通畅，不能发黄，至七八日，虽有突然心烦，下利一日十余次，是正气恢复，邪不胜正从下利而自止，这是因为太阴脾气恢复，湿热积滞腐秽浊物从大便而去的缘故。

【注释】

伤寒：湿热之邪。

虽暴烦下利：虽，虽然；暴，突然；烦，心烦，烦躁；下利，大便不成形，或溏泄。

必自止：必，此处指可能；自：脾气恢复；止，停止。

以脾家实：以，因为；脾家，脾胃，胃包括胃、大肠、小肠；实，正气恢复充实。

腐秽去故也：腐秽，湿热积滞浊物；当，应也。

【原文】 本太阳病，医反下之，因尔腹满时痛者，属太阴也，桂枝加芍药汤主之；大实痛者，桂枝加大黄汤主之。

（279）

【语译】 病是内外夹杂性病变，根据太阳病表现，以表证为主，医生反而先用下法，病人因用下法而腹满时痛，病变证机属于太阴脾络不通，其治可选用桂枝加芍药汤；若病变证机及病证表现属于大实痛，其治可选用桂枝加大黄汤。

【注释】

本太阳病：本，根据；太阳病，以太阳病为主。

医反下之：反，反而；下，在里病变是可下证，或类似可下证。

因尔腹满时痛者：因，因此；尔，下法。

属太阴也：属，属于；太阴，包括阳明胃。

大实痛者：大，甚，明显；实，虚中夹实，病证以疼痛为主。

【方药1】 桂枝加芍药汤

桂枝去皮，三两（9g） 芍药六两（18g） 甘草炙，二两（6g）生姜切，三两（9g） 大枣擘，十二枚

上五味，以水七升，煮取三升，去滓。温分三服。本云：桂枝汤，今加芍药。

【药解】 方中桂枝温阳益脾，通经和胃，化瘀行滞。芍药既益营缓急，又破结行滞，更能止痛。生姜温脾散滞。大枣益气和中，帅血行瘀。甘草补益中气。

【药理】 具有调节胃肠道蠕动，保护胃肠黏膜，调节消

化酶，调节中枢神经和胃肠神经，调节心律，改善微循环，促进新陈代谢，抗胃溃疡，抗氧化，抗心肌缺血，增强机体免疫功能，降血脂，抗抑郁、焦虑，利尿等作用。

【方药2】 桂枝加大黄汤

桂枝去皮，三两（9g）　芍药六两（18g）　大黄二两（6g）甘草炙，二两（6g）　生姜切，三两（9g）　大枣擘，十二枚

上六味，以水七升，煮取三升，去滓。温服一升，日三服。

【药解】 方中桂枝温阳益脾，化瘀散瘀行滞。芍药通络泻瘀，缓急止痛。大黄通畅气机，泻瘀降浊。生姜温中散寒，调和脾胃，协调气机升降。大枣益气补脾。甘草补益中气。

【药理】 具有调节胃肠道蠕动，保护胃肠黏膜，调节消化酶，调节中枢神经和胃肠神经，调节心律，改善微循环，促进新陈代谢，抗胃溃疡，抗氧化，抗心肌缺血，增强机体免疫功能，降血脂，抗抑郁，利尿，抗菌，抗病毒，抗过敏等作用。

【原文】 太阴为病，脉弱，其人续自便利，设当行大黄芍药者，宜减之，以其人胃气弱，易动故也。（280）

【语译】 脾胃患病的表现有脉弱，下利日久不愈，假如根据病变证机是虚实夹杂，治疗应选用大黄、芍药，但用之

又有弊端，对此必须酌情减少其用量，因为病人原有脾胃虚弱，用之不当极容易加重脾胃虚弱。

【注释】

太阴为病：太阴，脾也，包括胃。即脾胃患病。

其人续自便利：续，不断，持续，引申为日久；自，病因非起于外而始于内；便，大便；利，下利，腹泻。

设当行大黄芍药者：设，假如；当，应当；行，选用。病变证机是虚实夹杂。

宜减之：宜，酌情；减，减少用量。

易动故也：易，容易；动，加剧，加重；故，缘由，缘故。

第五章
辨少阴病脉证并治

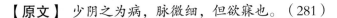

【原文】 少阴之为病，脉微细，但欲寐也。（281）

【语译】 少阴患病的症状表现有脉微细，精神萎靡不振，昏昏沉沉，呈似睡非睡状态。

【注释】

少阴之为病：少阴，少阴心肾；为，患病；病，病证表现。

脉微细：病变证机是心肾阴阳之气俱虚，不能温养滋荣血脉。

但欲寐：但，可是；欲，想要；寐，睡觉。

【原文】 少阴病，欲吐不吐，心烦，但欲寐，五六日自利而渴者，属少阴也，虚故引水自救；若小便色白者，少阴病形悉具；小便白者，以下焦虚有寒，不能制水，故令色白也。（282）

【语译】 少阴寒证的表现，欲呕吐而又不能吐出，心烦，精神萎靡不振，病至五六日，又下利，口渴，病变属于少阴，口渴仍是阳虚不能气化水津以自救的缘故；假如小便颜色清白，少阴寒证已具备；小便清白的病变证机是下焦阳虚夹寒，不能气化水津，所以小便颜色清白。

【注释】

少阴病：少阴寒证。

欲吐不吐：寒邪凝结，胃气上逆，欲吐者胃气上逆，不能吐者寒邪凝结。

自利而渴：自利，下利的病机源于内而非外邪侵袭；渴，阳虚不能气化水津。

虚故引水自救：虚，下焦阳虚；引，饮也；自救，饮水以缓解口渴。

若小便色白者：白，为有寒也。

少阴病形悉具：病形，病变证机；悉具，诸多症状表现。

以下焦虚有寒：下焦，肾也；虚有寒，以虚为主，阳虚又生寒。

不能制水：制，蒸腾，气化；水，水津。

【原文】 病人脉阴阳俱紧，反汗出者，亡阳也，此属少阴，法当咽痛而复吐利。（283）

【语译】 病人寸关尺三部脉俱紧，反有汗出者，病变证机是阳气大虚，病变部位在少阴，根据病情应有咽痛，还有呕吐，下利。

【注释】

病人脉阴阳俱紧：阴阳，指寸关尺三部脉。

反汗出：反，反有。少阴寒证不当汗出而汗出，乃阳虚不能固摄。

亡阳也：亡，大伤，大虚。

法当咽痛而复吐利：法，根据；当，应有；复，更有。

【原文】 少阴病，咳而下利，谵语者，被火气劫故也，小便必难，以强责少阴汗也。（284）

【语译】 少阴心肾郁热证的表现，咳嗽，下利，谵语，病变证机是热而错用治寒的火热方法，必定小便不利，这是因为误用火热方法而损伤少阴阴津。

【注释】

少阴病：少阴心肾郁热证的表现。

被火气劫故也：被，被动，引申为错用；火气，火热方法如用温热药、温针、温熨等；劫，强劫，引申热盛伤阴夺津。

以强责少阴汗也：强，强加，强迫，引申为误用；责，损伤；汗，阴津、津液。

【原文】 少阴病，脉细沉数，病为在里，不可发汗。

（285）

【语译】 少阴病与太阳病相兼，以脉细沉数为主，病变证机以在里为主，其治不可先用汗法。

【注释】

少阴病：少阴病与太阳病相兼。

脉细沉数：其既可见于热证，又可见于寒证，应重视鉴别诊断。

病为在里：内外夹杂性病变，病变证机以在里为主。

不可发汗：以表证为次，里证得解，再治其表。

【原文】 少阴病，脉微，不可发汗，亡阳故也；阳已虚，尺脉弱涩者，复不可下之。（286）

【语译】 少阴病与太阳病相兼，脉微弱，以少阴病为主，即使以表证为主，也不可先用发汗方药，因为在里有阳气大虚；阳气虚甚，尺脉既弱又涩，即使里阳虚是可下证，也不能仅用下法。

【注释】

少阴病：少阴病与太阳病相兼。

不可发汗：阳虚较甚，避免仅用发汗药伤阳。

亡阳故也：亡，大伤，大虚。

尺脉弱涩者：弱，阳虚；涩，阳虚寒凝。

复不可下之：复，又；不可下之，阳虚寒凝，可以用下法，但不可仅用下法，应与益气补阳药结合治疗。

【原文】 少阴病，脉紧，至七八日，自下利，脉暴微，手足反温，脉紧反去者，为欲解也；虽烦，下利，必自愈。（287）

【语译】 少阴寒证的表现，脉紧，病至七八日，下利，脉由紧突然变为微，手足厥冷且转为温和，脉紧随之消解，这是少阴寒证将要解除；病人虽有心烦、下利，但必定会自我向愈。

【注释】

少阴病：少阴寒证。

自下利：自，病起于内。下利的病变证机是源于内在的少阴阳虚生寒。

脉暴微：暴，突然；微，脉由紧转为微。病变证机是寒欲去，阳欲复，正邪斗争之征兆。

手足反温：反，且也；温，手足由厥冷转为温和。

脉紧反去者：脉紧因阳气恢复而去，微因阳气恢复而和缓。

虽烦：烦，热也，阳气恢复，正邪斗争。

下利：寒从下去，则下利自止，否则病未必向愈。

【原文】 少阴病，下利。若利自止，恶寒而蜷卧，手足

温者，可治。（288）

【语译】 少阴阳虚重证的表现，下利。若下利未因治而自止，怕冷，身体蜷卧，手足温和者，病情虽重，尚可救治。

【注释】

少阴病：少阴阳虚重证的表现。

若利自止：若，假如；自上，不是药物治疗后下利自止，而是下利太过无物可下而自止。

手足温者：病情虽重，但阳气尚能温养。

可治：积极治疗，预后良好。

【原文】 少阴病，恶寒而蜷，时自烦，欲去衣被者，可治。（289）

【语译】 少阴寒证的表现，怕冷，身体蜷卧，时有心烦身热，想去衣被但又未去衣被，此病情虽重，但预后良好。

【注释】

少阴病：少阴寒证的表现。

时自烦：时，时有；烦，心烦，或烦热。

欲去衣被者：欲，想做而未做；去，减去，减少。

【原文】 少阴中风，脉阳微阴浮者，为欲愈。（290）

【语译】 少阴阳气恢复，寸口脉微，尺脉浮，病将向愈。

【注释】

少阴中风：少阴，少阴病；中，和也，得到；风，阳也，引申为阳气。

脉阳微阴浮者：阳，寸部脉；阳微，寸口脉微，病变证机是阳气恢复但尚未全恢复；阴，尺部脉；浮，浮而有力，病变证机是阳气恢复，积极抗邪于外。

【原文】 少阴病欲解时，从子至寅上。（291）

【语译】 少阴病趋于缓解或痊愈的时间是在子时（即午夜23点）到寅时（次日早晨5点）之间。

【注释】

少阴病欲解时：少阴病，有少阴心和少阴肾之分；欲，趋于；解，病证缓解或痊愈；时，少阴正气主时。

从子至寅上：上，之间，范围。从子时（午夜23点）到寅时（次日早晨5点）之间，为少阴所主之时。

【原文】 少阴病，吐利，手足不逆冷，反发热者，不死；脉不至者，灸少阴七壮。（292）

【语译】 这是少阴阳虚暴脱证的表现，呕吐，下利，手足温和，身体发热，预后良好；脉微不应手者，其治可选用灸法，灸少阴经等七个部位的穴位。

【注释】

少阴病：少阴阳虚暴脱证的表现。

手足不逆冷：少阴阳虚暴脱证，本应手足厥冷，若手足不逆冷者，其阳气尚能和谐温煦于外。

反发热者：反，本应怕冷，但阳气尚能与阴寒相争。

不死：病情虽危重，但预后良好。

脉不至者：至，脉应手而至；不至，脉微不应指。

灸少阴七壮：灸，包括温针、温熨等方法；少阴，少阴经穴；壮，部位，亦即灸少阴经七个部位的穴。

【原文】 少阴病八九日，一身手足尽热者，以热在膀胱，必便血也。（293）

【语译】 少阴病与膀胱病相兼已八九日，全身及手足皆发热，因为病变证机在膀胱，可有小便出血。

【注释】

少阴病：少阴病与膀胱病相兼。

一身手足尽热者：一身，全身；尽，都，皆。

以热在膀胱：病变证机不仅在少阴，又有在膀胱。

必便血也：必，此处指可能；便血，小便出血。

【原文】 少阴病，但厥，无汗，而强发之，必动其血，未知从何道出，或从口鼻，或从目出者，是名下厥上竭，为

难治。（294）

【语译】 少阴病，仅有手足厥冷，无汗，似寒似热，虽有类似太阳病，如果盲目使用发汗方药，必损伤血脉，因人不同其出血部位也不尽相同，或从口鼻，或从目出，病变证机在下是阳气虚弱而厥，在上是阴血亏虚而竭，病情较重，较难救治。

【注释】

少阴病：少阴病证有类似表现。

但厥：但，仅仅，仅有；厥，手足不温。

而强发之：而，如果，假如；强，强迫，引申为盲目发汗。

必动其血：必，必定；动，损伤。

未知从何道出：何，哪里；道，病变部位。

是名下厥上竭：病变证机是阳虚而厥于下，血虚而竭于上。

【原文】 少阴病，恶寒，身蜷而利，手足逆冷者，不治。（295）

【语译】 少阴阴盛无阳证的表现，怕冷，身体蜷卧，下利无度，手足逆冷者，预后不良。

【注释】

少阴病：少阴阴盛无阳证的表现。

身蜷而利：身体蜷卧而下利无度，病变证机是少阴阳气大虚，阴寒充斥内外。

【原文】 少阴病，吐，利，躁，烦，四逆者，死。（296）

【语译】 少阴阳气欲脱证的表现有呕吐、下利、身躁、心烦，预后不良。

【注释】

少阴病：少阴阳气欲脱证的表现。

吐：呕吐不止，病变证机是少阴阳虚不能温煦于上。

利：下利不止，病变证机是少阴阳虚不能固摄于下。

躁：身躁不安，病变证机是阳虚欲脱于外。

烦：心烦不安，病变证机是阳虚不能守护心神。

【原文】 少阴病，下利止而头眩，时时自冒者，死。（297）

【语译】 少阴阴竭阳脱证的表现，下利无物可下而自止，头晕目眩，时有头昏不清，预后不良。

【注释】

少阴病：少阴阴竭阳脱证的表现。

下利止而头眩：下利止，阴津欲竭而无物可下；头眩，阳气欲脱于上。

时时自冒：冒，头昏不清，更甚于头晕目眩。

【原文】 少阴病，四逆，恶寒而身蜷，脉不至，不烦而躁者，死。（298）

【语译】 少阴阳绝神亡证的表现，四肢厥逆，怕冷，身体蜷卧，脉微不应手指，无心烦且身躁，预后不良。

【注释】

少阴病：少阴阳绝神亡证的表现。

脉不至：病变证机是阳气欲绝不能鼓动血脉。

不烦而躁：不烦，心神欲竭而无所主；躁，心神躁动于外。

【原文】 少阴病，六七日，息高者，死。（299）

【语译】 少阴病阳亡气脱证的表现，于六七日左右病证不减反加重，呼吸困难，气浮越于上且不能下达，病情危重，预后不良。

【注释】

少阴病：少阴阳亡气脱证的表现。

息高者：息，呼吸，引起呼吸困难；高，气浮于上而不下纳，亦即吸气困难。

【原文】 少阴病，脉微细沉，但欲卧，汗出不烦，自欲

吐；至五六日，自利，复烦躁，不得卧寐者，死。（300）

【语译】 这是少阴阴阳离绝证的表现，脉微细沉，只是欲睡眠，汗出不烦，欲呕吐；病至五六日，下利，又有烦躁，不能躺卧及睡眠，病情危重，预后不良。

【注释】

少阴病：少阴阴阳离绝证的表现。

但欲卧：但，只是；卧，睡眠。

汗出不烦：汗出，阳虚不能固摄；不烦，心神无所主。

自欲吐：呕吐非因于外邪而是阳虚不能固摄于上。

自利：非因外邪侵袭而是源于阴津下陷而欲竭。

复烦躁：复，又；烦躁，心神浮越于外。

不得卧寐者：得，能；卧，躺卧；寐，睡眠，亦即烦躁之甚。

【原文】 少阴病，始得之，反发热，脉沉者，麻黄附子细辛汤主之。（301）

【语译】 少阴病与太阳病相兼，得病之初，反有发热，脉沉，其治可选用麻黄附子细辛汤。

【注释】

少阴病：少阴寒证。

始得之：少阴病与太阳病相兼，得病之初。

反发热：反，异于常。少阴寒证不应有发热，因在表有太阳病，故发热。

麻黄附子细辛汤：既可辨治内外夹杂性病变，又可辨治心肾寒证，更可辨治肌肉关节寒证。

【方药】 麻黄附子细辛汤

麻黄去节，二两（6g） 细辛二两（6g） 附子炮，去皮，破八片，一枚（5g）

上三味，以水一斗，先煮麻黄，减二升，去上沫，内诸药，煮取三升，去滓。温服一升，日三服。

【药解】 方中麻黄发汗解表散寒。附子温壮少阴阳气。细辛既助麻黄解表散寒，又助附子温壮阳气。

【药理】 具有消炎，抗过敏，抗氧化，抗菌，抗肿瘤，抗风湿，增强机体免疫功能，强心，调节心律，调节支气管平滑肌，调节内分泌，调节机体代谢，调节汗腺分泌等作用。

【原文】 少阴病，得之二三日，麻黄附子甘草汤微发汗，以二三日无（里）证，故微发汗也。（302）

【语译】 少阴寒证与太阳病相兼，发病二三日，其治可选用麻黄附子甘草汤，以轻微发汗，因为相兼病证在二三日左右里证尚轻微，所以选用轻微发汗方法。

【注释】

少阴病：少阴病与太阳病相兼。

以二三日无（里）证：无，轻微，并非是无。

麻黄附子甘草汤：既可辨治内外夹杂性病变，又可辨治心肾阳虚证。

【方药】 麻黄附子甘草汤

麻黄去节，二两（6g）　甘草炙，二两（6g）　附子炮，去皮，破八片，一枚（5g）

上三味，以水七升，先煮麻黄一两沸，去上沫，内诸药，煮取三升，去滓。温服一升，日三服。

【药解】 方中麻黄发汗解表，温阳散寒，行水散水。附子温煦阳气，温化水气。甘草益气和阳，辛甘化阳补阳。

【药理】 具有消炎，强心，调节血压，抗休克，扩张周围血管，抗心肌缺血，促进血小板聚集，降血糖，提高机体免疫功能，抑制下丘脑单胺氧化酶活性，镇痛，调节体温中枢，抗应激，调节水电解质代谢，调节肾功能等作用。

【原文】 少阴病，得之二三日以上，心中烦，不得卧，黄连阿胶汤主之。（303）

【语译】 少阴心肾虚热证的表现，得病二三日以上，心胸烦热，失眠，其治可选用黄连阿胶汤。

【注释】

少阴病：少阴心肾虚热证的表现。

心中烦：病变证机是虚热扰心，肾阴不能滋养于心。

不得卧：卧，睡眠；不得卧，即失眠。

【方药】 黄连阿胶汤

黄连四两（12g） 黄芩二两（6g） 芍药二两（6g） 鸡子黄二枚 阿胶三两（9g）

上五味，以水六升，先煮三物，取二升，去滓。内胶烊尽，小冷，内鸡子黄，搅令相得。温服七合，日三服。

【药解】 黄连清热，使心气下交于肾。阿胶滋阴，使肾气上奉于心。黄芩清热除烦。芍药补血养阴，育肾阴。鸡子黄清热益阴。

【药理】 具有镇静，催眠，增强机体免疫功能，抗衰老，抗菌，消炎，抗过敏，调节内分泌，降血糖，增强机体免疫功能等作用。

【原文】 *少阴病，得之一二日，口中和，其背恶寒者，当灸之，附子汤主之。*（304）

【语译】 少阴寒湿证的表现，得病一二日，口中和，背部怕冷，其治可先用灸法，然后再用附子汤，亦可灸法与附子汤并用。

【注释】

少阴病：少阴寒湿证的表现，或少阴阳虚寒湿证的表现。

口中和：病变非阳热而为阴寒。

当灸之：当，可；灸，应包括温针、温熨等。

附子汤：附子汤配合灸法辨治少阴寒湿证是最佳治疗方法。

【原文】 少阴病，身体痛，手足寒，骨节痛，脉沉者，附子汤主之。（305）

【语译】 少阴阳虚寒湿证的表现，身体疼痛，手足寒冷，骨节疼痛，脉沉者，其治可选用附子汤。

【注释】

少阴病：少阴阳虚寒湿证的表现。

身体痛：全身肌肉疼痛。

骨节痛：全身骨节疼痛。

附子汤：既可辨治阳虚寒湿证，又可辨治妊娠宫寒证。

【方药】 附子汤

附子炮，去皮，破八片，二枚（10g） 茯苓三两（9g） 人参二两（6g） 白术四两（12g） 芍药三两（9g）

上五味，以水八升，煮取三升，去滓。温服一升，日三服。

【药解】 方中附子温肾阳，散寒湿，通筋脉，走骨节，壮阳气，暖宫寒，止疼痛。人参大补元气。白术燥寒湿，益中气。茯苓健脾益气渗湿，使湿得以下行。芍药和营血，通血痹。

【药理】 具有抗心肌缺血，抗心脑缺氧，抗血小板聚集，调节中枢神经，消炎，调节心功能，调节心律，增强心肌收缩力，改善肾功能，调节水液代谢，调节肾上腺皮质功能，调节内分泌，抗自由基，增强机体免疫功能等作用。

【原文】 少阴病，下利，便脓血者，桃花汤主之。（306）

【语译】 少阴阳虚便脓血证的表现，下利，大便中夹脓血，其治可选用桃花汤。

【注释】

少阴病：少阴阳虚便脓血证的表现。

便脓血：大便中夹脓血，病变证机是阳虚不能固摄。

桃花汤：既能辨治阳虚便脓血证，又能辨治阳虚滑脱不禁证。

【方药】 桃花汤

赤石脂一半全用，一半筛末，一斤（48g）　干姜一两（3g）粳米一升（24g）

上三味，以水七升，煮米令熟，去滓。温服七合，内赤石脂末方寸匕，日三服。若一服愈，余勿服。

【药解】 方中重用赤石脂温涩固脱以止利。干姜温达中气以下填于肾。粳米补后天以益先天。

【药理】 具有抑制腺体分泌，抑制胃肠蠕动，抗胃溃痉，调节心律，调节中枢神经，调节内分泌，增强机体免疫功能，消炎等作用。

【原文】 少阴病，二三日至四五日，腹痛，小便不利，下利不止，便脓血者，桃花汤主之。（307）

【语译】 少阴阳虚便脓血证的表现，二三日至四五日病仍未缓解，腹痛，小便不利，下利不止，大便中夹脓血，其治可选用桃花汤。

【注释】

少阴病：少阴阳虚便脓血证的表现。

二三日至四五日：疾病在其演变过程中因病程日期而不断地发展变化。

小便不利：病变证机是少阴阳虚不能气化水津。

下利不止：下利滑脱不止。

【原文】 少阴病，下利，便脓血者，可刺。（308）

【语译】 少阴热利便脓血证的表现，下利，大便中夹脓血，其治可选用针刺方法。

【注释】

少阴病：少阴热利便脓血证的表现。

便脓血：病变证机是热伤血络，热腐血脉。

【原文】 少阴病，吐利，手足逆冷，烦躁欲死者，吴茱萸汤主之。（309）

【语译】 厥阴肝寒吐利证类似少阴病的表现，呕吐，下利，手足厥冷，烦躁无可奈何，其治可选用吴茱萸汤。

【注释】

少阴病：厥阴肝寒吐利证类似少阴病。

烦躁欲死：欲死，病证表现特别重，病人痛苦不堪，难以忍受，无可奈何。若是少阴阳虚阴寒之烦躁，因心阳虚弱，神明不得阳气顾护，病人虽有烦躁，但无"欲死"表现，此为神明不得阳气所守；若是厥阴肝寒之烦躁，病变证机是厥阴肝寒上逆于心，心神被扰，则烦躁欲死，病变证机是心气不虚，神明尚能内守，故有"欲死"表现。

吴茱萸汤：既可辨治厥阴寒证，又可辨治阳明寒证。

【原文】 少阴病，下利，咽痛，胸满，心烦，猪肤汤主之。（310）

【语译】 少阴心肾阴虚内热证的表现，下利，咽痛，胸满，心烦，其治可选用猪肤汤。

【注释】

少阴病：少阴心肾阴虚内热证的表现。

猪肤汤：既可辨治阴虚内热证以下利为主，又可以咽痛为主；还可辨治以胸满为主；更可辨治以心烦为主。

【方药】 猪肤汤

猪肤一斤（48g）

上一味，以水一斗，煮取五升，去滓。加白蜜一升，白粉五合，熬香，和令相得，温分六服。

【药解】 方中猪肤润肺滋肾育阴，清解虚热，降泄虚火，益咽喉，润燥止痛。白蜜滋阴清热，生津止渴。白粉益中气，补肾气，疗下利，和阴津。

【药理】 具有调节血压，调节心律，抗心肌缺血，抗心脑缺氧，抗自由基，增强机体免疫功能，消炎，抗过敏等作用。

【原文】 少阴病二三日，咽痛者，可与甘草汤；不差者，与桔梗汤。（311）

【语译】 少阴病与咽痛证相兼的表现已二三日，以咽痛为主，其治可选用甘草汤；若用甘草汤没有明显疗效，可改用桔梗汤。

【注释】

少阴病二三日：少阴病与咽痛证相兼的表现已二三日。

咽痛者：相兼病证，以咽痛为主。

不差者：用甘草汤没有达到预期治疗目的。

【方药】 甘草汤

甘草二两（6g）

上一味，以水三升，煮取一升半，去滓。温服七合，日二服。

【药解】 方中甘草清热利咽，泻火解毒，消肿祛痰，缓急止痛，善治咽痛热证。

【药理】 具有消炎，镇静，调节睡眠中枢和体温中枢，调节心律，降血脂，抗动脉粥样硬化，增强肝脏解毒功能，抗肝损伤，利胆，抗溃疡，抑制胃酸分泌，解除胃肠道及支气管平滑肌痉挛，抗氧化，抗过敏，抗病毒，增强机体免疫功能，抗肿瘤，调节支气管腺体分泌，调节水钠钾代谢，改善肾功能，调节脑垂体等作用。

【原文】 少阴病，咽中伤，生疮，不能语言，声不出者，苦酒汤主之。（312）

【语译】 少阴病与咽喉痰热证相兼的表现，咽中损伤疼痛、溃烂，不能说话，发声无音，其治可选用苦酒汤。

【注释】

少阴病：少阴病与咽喉痰热证相兼。

咽中伤：伤，损伤、疼痛。即咽中不利。

生疮：溃烂，溃疡。

不能语言：语言，说话。

声不出者：发声无音。

【方药】 苦酒汤

半夏洗，碎如枣核，十四枚（5g）　鸡子去黄，内上苦酒，着鸡子壳中，一枚

上二味，内半夏，著苦酒中，以鸡子壳置刀环中，安火上，令三沸，去滓。少少含咽之。不差，更作三剂。

【药解】 方中半夏涤痰利咽，降逆散结，宣畅气机。苦酒泻热利咽，敛疮消肿。鸡子清清热滋阴，利咽消肿。

【药理】 具有消炎、镇痛、降血脂、抗动脉粥样硬化，解除胃肠道及支气管平滑肌痉挛、抗过敏、抗肿瘤、调节支气管腺体分泌等作用。

【原文】 少阴病，咽中痛，半夏散及汤主之。（313）

【语译】 少阴病与咽痛寒证相兼的表现，咽中疼痛，其治可选用半夏散及汤。

【注释】

少阴病：少阴病与咽痛寒证相兼。

咽中痛：病变证机是寒邪侵袭咽喉，经气郁结，脉络不利；病以口淡不渴为辨治要点。

【方药】 半夏散及汤

半夏洗　桂枝（去皮）　甘草炙

上三味，等分，各别捣筛已，合治之。白饮和，服方寸匕，日三服。若不能服散者，以水一升，煎七沸，内散两方

寸匕，更煮三沸，下火令小冷。少少咽之。半夏有毒，不当散服。

【药解】 方中半夏通阳散结，燥湿开结，利咽散结，散寒降逆，宣泄止痛。桂枝通阳化气，开结化饮，散除风寒。甘草祛痰利咽喉，缓急止痛。

【药理】 具有调节心律，调节内分泌，降血脂，抗动脉粥样硬化，抗溃疡，抑制胃酸分泌，解除支气管平滑肌痉挛，抗过敏，抗病毒，抗肿瘤，调节支气管腺体分泌等作用。

【原文】 少阴病，下利，白通汤主之。（314）

【语译】 少阴阳虚阳郁证的表现，下利，其治可选用白通汤。

【注释】

少阴病：少阴阳虚阳郁证的表现。

下利：大便溏泄且次数多。

白通汤：既可辨治阳虚戴阳证，又可辨治阳虚阳郁证。

【方药】 白通汤

葱白四茎　干姜一两（3g）　附子生，去皮，破八片，一枚（5g）

上三味，以水三升，煮取一升，去滓。分温再服。

【药解】 方中附子、干姜大辛大热，伍以葱白味辛而润，急通上下阴阳以交合，并使附子、干姜入阴而和阳，以愈戴阳证。

【药理】 具有强心，增加心肌收缩力，扩张冠状动脉，保护心肌，消除自由基，增强机体免疫功能，抗休克，调节心律，改善微循环，调节中枢神经和周围神经，镇痛，调节体温中枢，调节垂体–肾上腺皮质功能，调节支气管平滑肌功能，消炎，抗心脑缺氧，抗心肌缺血，抗风湿，促进骨质代谢等作用。

【原文】 少阴病，下利，脉微者，与白通汤；利不止，厥，逆，无脉，干呕，烦者，白通加猪胆汁汤主之；服汤，脉暴出者，死；微续者，生。（315）

【语译】 少阴阳虚阳郁证的表现，下利，脉微，其治可选用白通汤；假如药后下利更甚于前，神志昏厥，手足逆冷，脉按之若无，干呕，心烦者，此为少阴阳虚阳郁夹热证或夹伤阴证或服药格拒证，其治可选用白通加猪胆汁汤；服用白通加猪胆汁汤，若脉突然出现且又没有消失，病情危重，预后不良；若脉渐渐出现者，病情较轻，预后良好。

【注释】

少阴病：少阴阳虚阳郁证的表现。

利不止：下利更甚于前，病变证机是虚阳外越。

厥：神志昏厥。

逆：手足逆冷。

无脉：脉微而不见，按之若无。

脉暴出：暴，突然；出，出现而又没有消失。

微续者：微，平稳和缓；续，无间断，渐渐。

【方药】 白通加猪胆汁汤

葱白四茎　干姜一两（3g）　附子生，去皮，破八片，一枚
（5g）　人尿五合（30mL）　猪胆汁一合（6mL）

上五味，以水三升，煮取一升，去滓。内胆汁、人尿，
和令相得。分温再服，若无胆，亦可用。

【药解】 方中以白通汤破阴回阳，宣通上下。加人尿、
猪胆汁既可引阳药入阴，使阳热药入阴而无格拒，又可防止
温热燥化伤阴，更能使阴寒不与阳药相格拒。

【药理】 具有强心，增加心肌收缩力，扩张冠状动脉，
保护心肌，消除自由基，增强机体免疫功能，抗休克，调节
心律，改善微循环，调节中枢神经和周围神经，镇痛，调节
体温中枢，调节垂体-肾上腺皮质功能，调节支气管平滑肌
功能，调节支气管腺体分泌，消炎，抗心脑缺氧，抗心肌缺
血，抗风湿，调节钠钾钙代谢，促进骨质代谢等作用。

【原文】 少阴病，二三日不已，至四五日，腹痛，小便
不利，四肢沉重疼痛，自下利者，此为有水气，其人或咳，
或小便利，或下利，或呕者，真武汤主之。（316）

【语译】 少阴阳虚水气证的表现，二三日没有好转，

至四五日病证仍在，腹痛，小便不利，四肢沉重疼痛，下利者，病变证机是阳虚水气，病人可有咳嗽，可有小便通利，可有下利，可有呕吐，其治可选用真武汤。

【注释】

少阴病：少阴阳虚水气证的表现。

二三日不已：已，病情好转，或减轻。

四肢沉重疼痛：沉重，包括水肿。

自下利者：下利的病变证机属于内在阳虚而不是因为外邪侵入。

此为有水气：水气，病变证机是阳虚水气内停外溢。

或小便利：阳虚太甚，不能固摄阴津而下泄。

真武汤：既可辨治阳虚水泛证，又可辨治阳虚水湿证。

【方药】 真武汤

茯苓三两（9g）　芍药三两（9g）　生姜切，三两（9g）
白术二两（6g）　附子炮，去皮，破八片，一枚（5g）

上五味，以水八升，煮取三升，去滓。温服七合，日三服。若咳者，加五味子半升，细辛、干姜各一两；若小便利者，去茯苓；若下利者，去芍药，加干姜二两；若呕者，去附子，加生姜足前成半斤。

【药解】 方中附子壮肾阳，使水有所主，化气行水。白术健脾燥湿，使水有所制，生化气血，滋养心肾。生姜宣散，助附子温阳，是于主水之中有散水。茯苓淡渗，助白术健脾，是于制水之中以利水。芍药既可敛阴和营，又可利水气，并可引阳药入阴，更可制附子温燥之性，从而使温药温阳利水不伤阴津。

【药理】 具有调节心功能，降血脂，改善微循环，增强心肌收缩力，改善肾功能，调节水液代谢，调节肾上腺皮质功能，调节水钠钾代谢，抗自由基，增强机体免疫功能，抗心脑缺氧，抗心肌缺血，抗惊厥等作用。

【原文】 少阴病，下利清谷，里寒外热，手足厥逆，脉微欲绝，身反不恶寒，其人面色赤，或腹痛，或干呕，或咽痛，或利止脉不出者，通脉四逆汤主之。（317）

【语译】 少阴阳虚格阳证的表现，泻下未消化的食物，病变证机是阳浮于外而热，阳虚于内生寒，手足厥逆，脉微欲绝，身体反而不怕冷，病人面色红赤，可有腹痛，可有干呕，可有咽痛，可有下利止，脉微不出，其治可选用通脉四逆汤。

【注释】

少阴病：少阴阳虚格阳证的表现。

下利清谷：清谷，未消化的食物。

里寒外热：里，寒生于内；外，假热于外。

脉微欲绝：脉微弱似有似无，病变证机是阳气大虚，无力鼓动于脉。

身反不恶寒：反，本应有怕冷但没有怕冷，病变证机是虚阳被阴寒格拒于外。

其人面色赤：虚阳被阴寒格拒于上。

或利止脉不出者：利止，不是阳气恢复下利自止，而是下利太过而无物可下自止；脉不出，阳虚无力鼓动于脉。

【方药】通脉四逆汤

甘草炙，二两（6g）　干姜三两（9g）［强人可四两（12g）］附子生用，去皮，破八片，大者一枚（8g）

上三味，以水三升，煮取一升二合，去滓。分温再服。其脉即出者愈。面色赤者，加葱九茎；腹中痛者，去葱，加芍药二两；呕者，加生姜二两；咽痛者，去芍药，加桔梗一两；利止脉不出者，去桔梗，加人参二两。病皆与方相应者，乃服之。

【药解】方中附子温壮阳气，驱逐阴寒。干姜既助附子温阳散寒，又暖脾胃阳气。甘草补中益气，与附子、干姜相用，补气之中以补阳，温阳之中以壮阳，使附子、干姜辛热温阳而不耗散。

【药理】具有强心，增加心肌收缩力，扩张冠状动脉，保护心肌，消除自由基，增强机体免疫功能，抗休克，调节心律，改善微循环，调节中枢神经和周围神经，镇痛，调节体温中枢和呼吸中枢，调节垂体–肾上腺皮质功能，调节支气管平滑肌功能，调节支气管腺体分泌，消炎，抗心脑缺氧，抗心肌缺血，抗风湿，调节钠钾钙代谢，促进骨质代谢等作用。

【原文】 少阴病，四逆，其人或咳，或悸，或小便不利，或腹中痛，或泄利下重者，四逆散主之。（318）

【语译】 厥阳病夹杂少阴病、太阴病的表现，四肢不温，病人可有咳嗽，可有心悸，可有小便不利，可有腹中疼痛，可有泄利后重，其治可选用四逆散。

【注释】

少阴病：厥阳病夹杂少阴病、太阴病。

四逆：逆，手足不温，病变证机是气郁阻遏阳气而不能外达。

其人或咳：病变证机是肝气郁滞夹杂肺气不降。

或悸：病变证机是肝气郁滞夹杂心气不畅。

小便不利：病变证机是肝气郁滞夹杂膀胱气化病变。

腹中痛：病变证机是肝气郁滞而不能疏达，气机郁滞不通夹杂太阳脾等病变。

泄利下重：病变证机是肝气郁滞夹杂大肠传导病变，以此而演变为泄利下重。

【方药】 四逆散

柴胡　枳实破，水渍，炙干　芍药　甘草（炙）

上四味，各十分，捣筛，白饮和，服方寸匕，日三服。咳者，加五味子、干姜各五分，并主下利；悸者，加桂枝五分；腹中痛者，加附子一枚，炮令坼；泄利下重者，先以水五升，煮薤白三升，煮取三升，去滓。以散三方寸匕，内汤中，煮取一升半，分温再服。

【药解】 方中柴胡既能疏肝解郁，又能升达阳气。芍药敛阴柔肝，泻肝缓急，和血通痹，固藏肝血。枳实行气破滞，解郁降逆，降泄浊气。甘草益气缓急和中。

【药理】 具有抗休克，抑制血小板聚集，对心肌双向调节，增强机体免疫功能，抑制平滑肌痉挛，调节心律，改善微循环，抑制血栓形成，调节胃肠道蠕动，保护胃肠黏膜，抗溃疡，保肝利胆，抗动脉粥样硬化，调节中枢神经，调节内分泌，调节代谢，抗肿瘤，抗突变、消炎，抗菌，镇静，抗病毒，抗过敏等作用。

【原文】 少阴病，下利六七日，咳而呕渴，心烦，不得眠者，猪苓汤主之。（319）

【语译】 少阴水气夹热伤阴证的表现，下利六七日，咳嗽，呕吐，口渴，心烦，失眠，其治可选用猪苓汤。

【注释】

少阴病：少阴水气夹热伤阴证的表现。

咳而呕渴：咳，病变证机是水气上犯于肺；呕，病变证机是水气浸淫于胃；渴，病变证机是水气阻遏阴津而不能上承。

【原文】 少阴病，得之二三日，口燥，咽干者，急下之，宜大承气汤。（320）

【语译】 少阴病与阳明病相兼，初得病二三日，口干，咽燥，应急急攻下，可选用大承气汤。

【注释】

少阴病：少阴热证与阳明热极证相兼。

得之二三日：初得病二三日左右。

急下之：针对阳明热极之甚，非用急下不足以泻热。

【原文】 少阴病，自利清水，色纯青，心下必痛，口干燥者，可下之，宜大承气汤。（321）

【语译】 少阴病与阳明病相兼，泻下为清稀水，色泽青黑，胃脘及腹部疼痛，口咽干燥，其治当用下法，可选用大承气汤。

【注释】

少阴病：少阴热证与阳明热结旁流证相兼。

自利清水：邪热从内而生，泻下清稀水且无粪便。

色纯青：色，大便色泽；纯青，青黑色。

心下必痛：心下，胃脘，腹部。

【原文】 少阴病，六七日，腹胀，不大便者，急下之，宜大承气汤。（322）

【语译】 少阴热证与阳明热结重证相兼，病至六七日，腹胀，不大便，应急急攻下，可选用大承气汤。

【注释】

少阴病：少阴热证与阳明热结重证相兼。

腹胀：包括腹痛。

【原文】 少阴病，脉沉者，急温之，宜四逆汤。（323）

【语译】 少阴阳虚寒证的表现，脉沉者，治当急急温之，可选用四逆汤。

【注释】

少阴病：少阴阳虚寒证的表现。

脉沉者：脉沉而无力。

急温之：急，症状表现比较急；温，温补药。

【原文】 少阴病，饮食入口则吐，心中温温欲吐，复不能吐，始得之，手足寒，脉弦迟者，此胸中实，不可下也，当吐之；若膈上有寒饮，干呕者，不可吐也，当温之，宜四逆汤。（324）

【语译】 胸膈痰阻证类似少阴病，病人饮食入胃即吐，心胸胃脘蕴结，气逆欲吐，但又不能吐出，患病之初，手足寒冷，脉弦迟者，病变证机是胸中痰实，其治不可用下法，应选用吐法；若病变证机是胸膈中有寒饮内结，干呕者，其治不可用吐法，应用温法，可选用四逆汤。

【注释】

少阴病：胸膈痰阻证类似少阴病。

饮食入口则吐：入口，入胃。病变证机是痰阻气机，浊气不降而上逆。

心中温温欲吐：心中，指心中蕴结不适，或胃中蕴结不舒；欲吐，想吐但未吐。

复不能吐：复，又。

此胸中实：实，病变证机是实邪壅滞。

若膈上有寒饮：膈，胸膈；上，部位；寒饮，阳虚不化，寒饮内生。

【原文】 少阴病，下利，脉微涩，呕而汗出，必数更衣，反少者，当温其上，灸之。（325）

【语译】 少阴阳虚血少证的表现，下利，脉微涩，呕吐，汗出，大便必是次数多，大便量反而少，其治应温补在上的穴位，可选用灸法。

【注释】

少阴病：少阴阳虚血少证的表现。

脉微涩：脉微主阳虚，脉涩主血虚。

必数更衣：必，必是；数，多次；更衣，大便。

反少者：大便量反而少。

当温其上：温，温补方法；上，百会穴等。

第六章
辨厥阴病脉证并治

【原文】 厥阴之为病，消渴，气上撞心，心中疼热，饥而不欲食，食则吐蛔。下之利不止。（326）

【语译】 厥阴肝患病的症状表现，饮水不能解渴，肝热之浊气肆虐侵扰心胸脘腹，心胸中烦热疼痛，饥而不思饮食，食则呕吐。其治若用下法，则下利不能自止。

【注释】

厥阴之为病：厥阴，厥阴肝；为，患病；病，症状表现。

消渴：消，消耗，消散；消渴，饮水不能解渴。

气上撞心：气，肝热；上，侵扰；撞，肆虐；心，心胸脘腹。

心中疼热：心胸烦热疼痛，或脘腹灼热疼痛。

饥而不欲食：病变证机是热不在胃而知饥，肝被热扰而不能疏达胃气，故饥不欲食。

食则吐蛔：蛔，蛔虫；吐蛔，肝热气逆，有蛔吐蛔，无蛔即呕吐食物。

下之利不止：下之，肝热证之不大便类似可下证，其治当从肝热，切不可盲目用下法；利不止，肝气因下而伤，泄利不能自止。

【原文】 厥阴中风，脉微浮，为欲愈；不浮，为未愈。（327）

【语译】 厥阴阳气恢复，脉微浮，病为向愈；若脉不浮，病未向愈。

【注释】

厥阴中风：厥阴，厥阴病；中，得到；风，阳也，引申为阳气。

脉微浮：厥阴阳气渐渐恢复。

不浮：脉不浮，为阳气尚未恢复。

【原文】 厥阴病欲解时，从丑至卯上。（328）

【语译】 厥阴病趋于缓解或痊愈的时间是在丑时（即凌晨1点）到卯时（次日早晨6点）之内。

【注释】

厥阴病欲解时：厥阴病，有厥阴肝和厥阴心包；欲，趋于；解，病证缓解或痊愈；时，厥阴正气主时。

从丑至卯上：上，之内；丑时（凌晨1点）到卯时（次日早晨6点）之内，为厥阴所主之时。

【原文】 厥阴病，渴欲饮水者，少少与之愈。（329）

【语译】 厥阴肝热轻证的表现，口渴欲饮水，稍稍饮水以滋润，病可向愈。

【注释】

厥阴病：厥阴肝热轻证。

渴欲饮水者：仅仅是口渴欲饮水，但并非是渴欲饮水而不解渴。

少少与之愈：少少，少量饮水以滋润，多则伤阳；愈，病可向愈。

【原文】 诸四逆，厥者，不可下之，虚家亦然。（330）

【语译】 诸多四肢逆冷，神志昏厥的病人，其治不可用下法，虚证引起的四肢逆冷、神志昏厥也不能用下法。

【注释】

诸四逆：诸，多；四，手足；逆，逆冷。

厥：神志昏厥。

不可下之：手足厥逆、神志昏厥非属于热结、寒结、瘀结者，不可用下法。

虚家亦然：虚家，一切虚弱性疾病久而不愈之手足逆冷和神志昏厥，也不能用下法。

【原文】 伤寒，先厥后发热而利者，必自止，见厥复利。（331）

【语译】 感受外邪并加重厥阴肝寒证的表现，先怕冷后发热，下利，病可能向愈；假如发热，下利之后，又怕冷、下利，病未向愈。

【注释】

伤寒：本有厥阴肝寒证，又感受外邪并加重厥阴肝寒证。

先厥后发热而下利者：先厥，先有怕冷；后发热，怕冷之后即发热，怕冷是正气蓄积力量，发热是正气奋起抗邪；下利，利下之后自止，是邪气从下而去。

必自止：必，此处指可能；自，阳气恢复源于机体内部；止，病为向愈。

见厥复利：见，假如；厥，发热之后又怕冷，阳气恢复不及；利，寒气下迫之下利。

【原文】 伤寒，始发热六日，厥反九日而利。凡厥利者，当不能食，今反能食者，恐为除中。食以索饼，不发热者，知胃气尚在，必愈；恐暴热来出而复去也。后三日脉之，其热续在者，期之旦日夜半愈。所以然者，本发热六日，厥反九日，复发热三日，并前六日，亦为九日，与厥相应，故期之旦日夜半愈。后三日脉之而脉数，其热不罢者，

此为热气有余，必发痈脓也。（332）

【语译】 感受外邪加剧厥阴病证与阳明病证，病初发热较轻，怕冷较重，并有下利。在多数情况下，怕冷与下利并见，病人应有不思饮食，目前反而能饮食，病证表现疑似除中证。对此可使病人食用面饼一类食物，若不发热或轻微发热者，判断阳明胃气仍在，病可向愈；担心病人突然有大热症状且又消失。之后观察病情三日，病人仍有轻微发热，推测可能在明天夜半向愈。之所以会有这种情况，是因为原来发热较轻，怕冷较重，又发热趋于明显，根据原来发热较轻，目前发热明显，发热与怕冷程度相等，所以推测病人明天夜半向愈。之后又观察三日，病人脉数不解，持续发热不除，这是阳气恢复太过而为邪热，可能引起痈脓。

【注释】

伤寒：厥阴寒证与阳明寒证相兼，因感受外邪而加重。

始发热六日：始，病初；发热，正邪斗争；六日，约略之辞，引申为正气抗邪。

厥反九日而利：厥，怕冷，邪气胜；反，反而；利，下利。

凡厥利者：凡，多数。

当不能食：当，应有。

今反能食者：今，目前；反，反而。

恐为除中：恐，疑似；除中，病名，即胃气败绝，病以暴食为主。

食以索饼：食，吃；以，用；索饼，面食一类食物。

不发热者：不，轻微。

知胃气尚在：知，判断，推测。

恐暴热来出而复去也：恐，担心；暴，突然；热，大热；来出，出现；复，又；去，消失。

后三日脉之：后，之后；脉，观察；之，病情。

其热续在者：热，饮食后之发热；续，不间断。引申正气恢复而抗邪。

期之旦日夜半愈：期，推测。之，病人。旦日，明天。夜半，为少阴厥阴主时，少阴，心肾；厥阴，肝心包。心肝肾之阳气生于夜半，阳气生则正气旺，正气旺盛能积力抗邪，邪不胜正病可向愈；亦即阳明胃气恢复有借肝肾之气相助。

亦为九日：原来正气虽抗邪，但没有邪气致病力强，随着正气渐渐恢复，正邪力量对比基本相当，再借助自然之阳气抗邪，病可向愈。

与厥相应：正气与邪气力量对比。

其热不罢者：热，阳复太过而为邪热。

此为热气有余：热气，邪热；余，太过。

【原文】　伤寒，脉迟，六七日，而反与黄芩汤彻其热，

脉迟为寒，今与黄芩汤复除其热，腹中应冷，当不能食，今反能食，此名除中，必死。（333）

【语译】 感受外邪而加重厥阴肝寒证与阳明胃寒证相兼，脉迟，于六七日未见好转，假如用黄芩汤清其热，脉迟为寒，当前又用黄芩汤清其热，腹中寒冷加剧，本应不能饮食，目前反而又能食，这是除中证，病情危重，难以救治。

【注释】

伤寒：感受外邪而加重厥阴肝寒证与阳明胃寒证相兼。

脉迟：病变证机有寒证，也有热证。

而反与黄芩汤彻其热：而，假如；黄芩汤，病证表现有类似黄芩汤证；彻，治疗；热，假热。

今与黄芩汤复除其热：今，当前，目前；复，又；除，治。

腹中应冷：腹，脘腹；冷，寒冷。

今反能食：病变证机是阳气欲脱，阳气暴露，犹如回光返照。

【原文】 伤寒，先厥后发热，下利必自止，而反汗出，咽中痛者，其喉为痹；发热，无汗，而利必自止；若不止，必便脓血，便脓血者，其喉不痹。（334）

【语译】 感受外邪而演变为寒证，先怕冷后发热，下利病证必是自行消除，且又有汗出，咽中痛，这是咽喉肿胀痹阻证；发热，无汗，如果是下利病证必自行消除；假如下利病证未能自行消除，大便必定伴有脓血，如果大便中有脓血，咽喉则没有痹阻疼痛。

【注释】

伤寒：寒证因外邪侵袭所致。

先厥后发热：厥，邪气，怕冷；发热，正气，身热。

下利必自止：下利因正气恢复而自行消除。病变证机是邪气不胜正气而退散。

而反汗出：而，如果；反，不当有而有。病变证机是阳气恢复太过而为邪热迫津外泄。

其喉为痹：其，这是；喉，咽喉，病变部位在上；痹，痹阻不通。

而利必自止：而，并且；利，寒证下利；自止，阳气恢复，阴寒得散，病证解除。

必便脓血：必，必有；便脓血，大便夹脓血。病变证机是邪热下迫下注，灼伤脉络。

其喉不痹：邪热下迫而未上灼，故咽喉无痹阻。

【原文】 伤寒，一二日至四五日，厥者必发热，前热者，后必厥，厥深者，热亦深，厥微者，热亦微。厥应下之，而反发汗者，必口伤烂赤。（335）

【语译】 外邪侵袭而发病，病初一二日延至四五日，手足厥逆，神志昏厥必伴发热，先有发热，后有手足厥冷，神志昏厥，厥的症状较重，热的病机也较重，厥的症状较轻，热的病变证机也较轻。根据病证表现与病变证机应考虑治用下法，反而用汗法，必定引起口舌生疮。

【注释】

伤寒：感受温热病邪而发病。

一二日至四五日：一二日，病之初；四五日，病在发展变化。

厥者必发热：必，必定，即厥必与热并见。

前热者：邪热是引起厥的原因，病因在前，病证表现在后。

后必厥：病证表现在病机之后。

厥应下之：厥，病变证机与病证表现；应，应当；下之，用下法辨治病证。

而反发汗者：厥的病证表现有类似表证，应与之相鉴别。

【原文】 伤寒病，厥五日，热亦五日；设六日，当复厥，不厥者，自愈，厥终不过五日，以热五日，故知自愈。（336）

【语译】 感受外邪而为病，怕冷五日，发热也五日；假如六日，应有怕冷，但没有怕冷，推测病为向愈，怕冷时日没有超过五日，发热时间没有超过五日，所以知道病为向愈。

【注释】

伤寒病：伤寒，感受外邪；病，发病。

厥五日：厥，寒，引申邪气；五日，约略之辞，引申为邪气致病力。

热亦五日：热，发热，引申为正气；五日，约略之辞，引申正气积力抗邪。

设六日：设，假如；六日，约略之辞，引申为正邪相互斗争。

当复厥：当，可能；复，继续，仍有；厥，厥冷。

厥终不过五日：厥，怕冷，邪气；过，超过，越过，引申为时日；不过，没有超过。亦即邪气退却没有超过五日。

以热五日：热，发热，正气。即邪气退，正气复。

【原文】 凡厥者，阴阳气不相顺接，便为厥，厥者，手足逆冷者是也。（337）

【语译】 凡是有手足厥冷和神志昏厥的表现，其病变证机都是表里阴阳之气不相协调，于是就有厥冷或昏厥，其中厥的表现就是手足逆冷。

【注释】

凡厥者：凡，诸多；厥，手足逆冷。

阴阳气不相顺接：阴，里气，包括阳气；阳，表气，阳气；相，相互；顺接，和谐，调和。即里之阳气能够谐和于表气。

厥者：厥包括神志昏厥和手足厥冷，此指手足厥冷。

【原文】　伤寒，脉微而厥，至七八日肤冷，其人躁无暂安时者，此为脏厥，非蛔厥也。蛔厥者，其人当吐蛔，今病者静而复时烦者，此为脏寒。蛔上入其膈，故烦，须臾复止，得食而呕，又烦者，蛔闻食臭出，其人常自吐蛔。蛔厥者，乌梅丸主之；又主久利。（338）

【语译】　感受外邪而加重脏厥证，脉微欲无，手足厥冷或神志昏厥，病至七八日全身肌肤冰冷，病人烦躁且无休止，这样的病证称为脏厥，不是蛔厥证。蛔厥证的表现，病人可有吐蛔，当前病人表现是时而安静时而烦躁，这是脾胃有寒。蛔虫内扰上逆膈间（胆道），所以烦躁，在较短时间内又趋于缓解，饮食后可有呕吐、烦躁，病变证机是蛔因食而动，所以病人可有吐蛔或呕吐。蛔厥者，其治可选用乌梅丸；该方也能辨治寒热夹杂之久利。

【注释】

伤寒：脏厥证因感受外邪而加重。

脉微而厥：厥，或神志昏厥，或手足厥冷。

至七八日肤冷：至七八日，疾病在演变发展过程中；

肤，全身肌肤；冷，冰冷，冰凉。

其人躁无暂安时者：躁，心神不得所主而躁扰；无暂安时者，脏气欲绝且无恢复现象。

此为脏厥：脏，心也，肾也；厥，阳气欲竭，阴寒充盛。

非蚘蛔厥也：非，不是；蚘厥，蛔虫内扰引起的手足厥冷或神志昏厥。

其人当吐蚘：当，可有；吐蚘，蛔虫内扰而上逆。

今病者静而复时烦者：今，目前，当前；静，症状表现趋于缓解，亦即安静；复，又；烦，烦躁，发作。

此为脏寒：脏，脾胃，肠胃；寒，阴寒内盛。

蛔上入其膈：上，逆行；入，窜行；膈，膈下，即胆道。

须臾复止：须臾，时间较短；复，又；止，症状表现趋于缓解。

得食而呕：得食，饮食。

又烦者：又，再次；烦，烦躁，发作。

又主久利：又，还；主，治；久利，寒热夹杂之久利。

【方药】乌梅丸

乌梅三百枚（500g）　黄连十六两（48g）　细辛六两（18g）干姜十两（30g）　当归四两（12g）　黄柏六两（18g）　桂枝去皮，六两（18g）　人参六两（18g）　附子炮，去皮，六两（18g）

蜀椒出汗，四两（12g）

上十味，异捣筛，合治之，以苦酒渍乌梅一宿，去核，蒸之五斗米下，饭熟捣成泥，和药令相得，内臼中，与蜜，杵二千下。丸如梧桐子大。先食饮，服十丸，日三服。稍加至二十丸，禁生冷、滑物、食臭等。

【药解】 柯琴于《伤寒来苏集》说："蛔得酸则静，得辛则伏，得苦则下。"方中重用乌梅、苦酒之酸以安蛔。黄连、黄柏苦能下蛔。蜀椒、细辛、附子、干姜、桂枝之辛，辛能伏蛔。人参、当归之甘，蛔得甘则动，动则蛔退出于膈。蜜甘缓而诱蛔以食药，并能调和诸药。

方中乌梅泻肝之热，收肝之逆气。黄连、黄柏，清泄内热。人参、当归，益气补血。附子、细辛、干姜、桂枝、蜀椒，通达阳气，使邪热有泄路。

【药理】 具有麻醉蛔虫，保肝，促进胆汁分泌，调节胃肠神经，调节胃肠道蠕动，保护胃肠黏膜，抗溃疡，抗菌，抗疲劳，抗心脑缺氧，增强机体免疫功能，抗氧化，抗自由基，抗心肌缺血，消炎等作用。

【原文】 伤寒，热少，微厥，指头寒，嘿嘿，不欲食，烦躁。数日，小便利，色白者，此热除也；欲得食，其病为愈；若厥而呕，胸胁烦满者，其后必便血。（339）

【语译】 感受外邪而演变为肝热厥逆证，发热较轻，厥逆较轻，仅有指头寒凉，表情沉默，不思饮食，心烦身躁。数日之后，小便由不利变为通利，由黄赤变为清白，这是邪热消退之征兆；欲饮食者，这是病为向愈之佳兆；假如手足仍厥冷，呕吐，心胸胁肋烦热满闷者，病人可有大便中夹脓血。

【注释】

伤寒：内伤病由外邪侵袭而诱发。

热少：热，症状表现为发热，病变证机是邪热；少，病情较轻。

微厥：微，轻，少；厥，手足厥冷。

指头寒：厥冷仅局限于手指，病变证机是阳气郁滞不能外达。

嘿嘿：表情沉默，病变证机是热扰肝气而不疏。

烦躁：病变证机是肝热内扰心神。

数日：数天后，正气恢复尚需一定的时间。

小便利：原有小便不利，肝热得解，小便转为通利。

色白者：原有小便黄赤，肝热得解，小便转为清白。

此热除也：热，肝热的病证表现与病变证机；除，解除。

欲得食：肝热得解，疏达气机，胃气通降。

若厥而呕：厥，手足不温，病变证机是阳气内郁；呕，肝气逆胃，胃气不降而上逆。

胸胁烦满者：胸，心胸；胁，胁肋；烦，热，心烦；满，满闷。

其后必便血：其，病人；后，大便；便血，便中夹脓血。

【原文】 病者手足厥冷，言我不结胸，小腹满，按之痛者，此冷结在膀胱关元也。（340）

【语译】 病人手足厥冷，诉说病情虽有疼痛但不是结胸，小腹满，按之疼痛，这是寒冷相结在膀胱关元部位。

【注释】

言我不结胸：言，诉说；我，自己；结胸，疼痛；不结胸，应与结胸证相鉴别。

小腹满：辨结胸的病变部位并不局限于胸中，还有在少腹者，亦称之为结胸。

按之痛：以满为主，按之则痛，或以满痛为主，按之疼痛加重。

此冷结在膀胱关元也：冷结，寒冷相结；膀胱关元，病变部位概念。

【原文】 伤寒，发热四日，厥反三日，复热四日，厥少热多者，其病当愈；四日至七日，热不除者，必便脓血。（341）

【语译】 感受外邪而为寒证，发热较明显，怕冷相对较轻，这是正气大于邪气，怕冷轻身热重，病为向愈；若阳气恢复太过，身热不能解除，可有大便中夹脓血。

【注释】

伤寒：感受寒邪引起的病证。

发热四日：发热，身热，正气抗邪；四日，约略之辞，引申为正气抗邪。

厥反三日：厥，怕冷，邪气侵入；反，邪气当盛而未盛；三日，约略之辞，引申为邪气较弱。

厥少热多者：厥少，邪气处于退却；热多，邪气处于强势。

其病当愈：当，为。

四日至七日：标志阳气恢复。

热不除者：热，阳气恢复太过而为邪热。

必便脓血：邪热灼伤脉络而演变为大便夹脓血。

【原文】 伤寒，厥四日，热反三日，复厥五日，其病为进，寒多热少，阳气退，故为进也。（342）

【语译】 感受外邪而为寒证，怕冷较重，发热较轻，尤其是怕冷更甚于发热，这是疾病在演变过程中加重，病变证机是邪气太盛，阳气不足，所以这是疾病加重的征兆。

《伤寒论》白话解

【注释】

伤寒：外邪侵袭随体质而演变为寒证。

厥四日：厥，邪气，怕冷；四日，与三日相比略多。

热反三日：热，正气，发热；反，且；三日，与四日相比略少。

复厥五日：复，更，甚；厥五日，说明寒甚于前；五日，较前四日为多。

其病为进：进，演变，加重。

寒多热少：寒，邪气，怕冷；多，盛，强；热，正气，发热；少，不足，虚弱。

阳气退：退，向后，引申为减少，虚弱。

【原文】 伤寒六七日，脉微，手足厥冷，烦躁，灸厥阴，厥不还者，死。（343）

【语译】 厥阴阴盛阳绝证的表现，病至六七日，脉微，手足厥冷，烦躁，其治可灸厥阴经穴，灸之病证表现仍在者，病情危重，预后不良。

【注释】

伤寒六七日：伤寒，病为阴盛阳绝证，因感受外邪而加剧。

脉微：阳气欲绝。

灸厥阴：病情危重，可选用灸法，并可推测预后及转归。

厥不还者：厥，手足厥冷，神志昏厥，引申为病证表现；还，停止，消除。

【原文】 伤寒，发热，下利，厥逆，躁不得卧者，死。（344）

【语译】 感受外邪而加剧阴盛阳脱证，自觉发热，下利不止，手足厥逆，神志昏厥，身躁不得安卧，病情危重，预后不良。

【注释】

伤寒：病为阴盛阳脱，因外邪侵袭而加剧。

发热：阳气浮越之发热，症状表现多为自觉发热。

下利：大便滑脱不禁。

厥逆：阳虚不能温煦与守护。

躁不得卧者：躁，阳气不能固守，心神浮越。

【原文】 伤寒，发热，下利至甚，厥不止者，死。（345）

【语译】 感受外邪而加剧阴盛阳亡证，发热，下利更甚于前，手足厥冷与神志昏厥没有缓解迹象，病情危重，预后不良。

【注释】

伤寒：病为阴盛阳亡证，因感受外邪而加剧。

发热：阳既亡于内，又浮越于外。

下利至甚：至，演变，发展；甚，严重。

厥不止者：厥，既包括手足厥冷和神志昏厥，又包括阴盛阳亡。

【原文】 伤寒，六七日，不利，便发热而利，其人汗出不止者，死；有阴无阳也。（346）

【语译】 感受外邪而加剧有阴无阳证，病至六七日，本无下利，但突然发热后伴有下利，病人汗出不止，预后不良；病变证机是阴寒内盛，阳气欲无。

【注释】

伤寒：病为有阴无阳证，因感受外邪而加剧。

不利：病发之初无下利。

便发热而利：便，于是，引申为突然；发热，阳气浮越于外；利，下利不止。

其人汗出不止者：无阳以固守，汗出如水淋漓。

有阴无阳：阴，阴寒；阳，阳气。

【原文】 伤寒，五六日，不结胸，腹濡，脉虚，复厥者，不可下，此亡血，下之死。（347）

【语译】 感受外邪五六日，类似结胸证，但腹部柔软，脉虚，更有手足不温或神志昏厥，其治不能用下法，病变证机是血虚较甚，用下法则可大伤阴血，导致病证危重不治。

【注释】

伤寒：本有血虚又被外感侵袭而加重病情。

五六日：约略之辞。

不结胸：不，没有，引申为病证表现没有类似结胸；结胸，以疼痛、不通为主。

腹濡：虽腹痛，但腹部柔和。

复厥者：复，又，更。

不可下：结胸可用下法，类似结胸则不能用下法。

此亡血：亡，大伤，大虚，虚甚。

下之死：用下法更伤阴血，故预后不良。

【原文】 发热而厥，七日下利者，为难治。（348）

【语译】 邪实正虚证的表现，发热，手足厥冷，神志昏厥，病于七日左右又加剧下利，病情危重，预后不良。

【注释】

发热而厥：发热，正邪斗争之发热，多为全身发热；阳气暴露之发热，多为面部发热。

【原文】 伤寒，脉促，手足厥逆，可灸之。（349）

【语译】 感受外邪而演变为厥阴阳郁证，脉促，手足厥冷，其治可选用灸法。

【注释】

伤寒：厥阴阳郁证的致病病因是外邪侵袭。

脉促：病变证机是阳气内郁，壅遏血脉。

手足厥逆：病变证机是阳郁而不能外达。

可灸之：灸法可温通阳气，仅用于阳郁；若阳郁化热，则不能用灸法，灸之则以热助热，热势更甚。

【原文】 伤寒，脉滑而厥者，里有热，白虎汤主之。（350）

【语译】 邪热侵袭而演变为热陷心包证，脉滑，手足厥冷，神志昏厥，病变证机是热盛于里，其治可选用白虎汤。

【注释】

伤寒：温热病邪侵袭而为热陷心包证。

脉滑而厥者：厥，包括手足厥冷，神志昏厥。

里有热：里，心包；热，病证以身热为主，病机是邪热盛实。

白虎汤：既可辨治阳明热盛证，又可辨治热陷心包证。

【原文】 手足厥寒，脉细欲绝者，当归四逆汤主之。（351）

【语译】 病人手足厥冷，脉细似有似无者，其治最好选用当归四逆汤。

【注释】

手足厥寒：手足冰凉，冰凉可引起手足疼痛、麻木、肿胀。

脉细欲绝者：脉细，血虚；欲绝，寒凝血脉。

【方药】 当归四逆汤

当归三两（9g） 桂枝去皮，三两（9g） 芍药三两（9g） 细辛三两（9g） 甘草炙，二两（6g） 通草二两（6g） 大枣擘，二十五枚

上七味，以水八升，煮取三升，去滓。温服一升，日三服。

【药解】 方中当归、芍药，补血活血，缓急止痛。桂枝、细辛，温阳散寒，通经止痛。通草通利血脉，和畅经气，滑利关节。大枣、甘草，补益中气，生化气血，滋养经脉。方中用药相互为用，以奏补血活血、温经散寒、益气止痛之效。

【药理】 具有强心，调节心律，改善微循环，抗血栓形成，对心肌双向调节，降血脂，抗动脉硬化，解除胃肠及子宫平滑肌痉挛，调节子宫血运状态，改善子宫内膜厚度及生长，调节中枢神经，调节内分泌，调节代谢，消炎，保肝利胆，抗肿瘤，抗过敏等作用。

【原文】 若其人内有久寒者，宜当归四逆加吴茱萸生姜

汤。（352）

【语译】 如病人在里有痼寒凝结者，其治最好选用当归四逆加吴茱萸生姜汤。

【注释】

若其人内有久寒者：内，内在脏腑；久，久而久之；寒，痼寒。

当归四逆加吴茱萸生姜汤：既可辨治内科杂病，又可辨治妇科等杂病，关键是审明病变证机。

【方药】 当归四逆加吴茱萸生姜汤

当归三两（9g） 桂枝去皮，三两（9g） 芍药三两（9g） 细辛三两（9g） 甘草炙，二两（6g） 通草二两（6g） 大枣擘，二十五枚 生姜切，半斤（24g） 吴茱萸二升（48g）

上九味，以水六升，清酒六升，和，煮取五升，去滓。温分五服。

【药解】 方中当归、芍药，补血活血，缓急止痛。桂枝、细辛、吴茱萸、生姜，温阳逐寒，通经止痛。通草通利血脉，和畅经气，滑利关节。大枣、甘草，补中益气，生化气血，滋养经脉。方中各药相互为用，以奏补血活血、温经逐寒、益气止痛之效。

【药理】 同当归四逆汤。

【原文】 大汗出，热不去，内拘急，四肢疼，又下利，

厥逆而恶寒者，四逆汤主之。（353）

【语译】 厥阴阳虚阴寒厥逆证的表现，大汗出，身热仍在，腹内拘急，四肢疼痛，更增下利，手足逆冷，神志昏厥，全身怕冷，其治可选用四逆汤。

【注释】

大汗出：汗出淋漓不止。

热不去：热，阳气浮越之热，或仅有自觉发热，或体温略有升高；去，消散，解除。

内拘急：内，腹内；拘急，包括疼痛。

又下利：又，更，增。

厥逆而恶寒者：厥，神志昏厥；逆，手足逆冷。

四逆汤：既可辨治少阴阳虚阴寒证，又可辨治厥阴阳虚阴寒证。

【原文】 大汗，若大下利而厥冷者，四逆汤主之。（354）

【语译】 大汗不止，又有泻利无度，神志昏厥和手足厥冷，其治可选用四逆汤。

【注释】

大汗：大汗，汗多而不能自止，或遍身汗出如水，病变证机是阳虚不能固护。

若大下利而厥冷者：大，重，下利更甚于前；厥，神志昏厥；冷，手足逆冷。

四逆汤：既能辨治手足厥冷，又能辨治神志昏厥。

【原文】 病人手足厥冷，脉乍紧者，邪结在胸中，心下满而烦，饥不能食者，病在胸中，当须吐之，宜瓜蒂散。（355）

【语译】 病人手足厥冷，时而脉紧，病变证机是痰邪相结在胸膈，心胸脘腹胀满，心烦郁闷，知饥但不能饮食，病变部位在胸膈，其治当用吐法，可选用瓜蒂散。

【注释】

脉乍紧者：乍，时有时无；乍紧，有时脉紧，有时正常。

邪结在胸中：邪，痰邪；胸中，胸膈。

心下满而烦：心下，胃脘，脘腹，心中；满，满闷；烦，心烦，烦闷。

饥不能食者：病变证机是痰气阻结，阻遏胃气；胃脘支结满闷，舌苔厚腻。

【原文】 伤寒，厥而心下悸，宜先治水，当服茯苓甘草汤；却治其厥，不尔，水渍于胃，必作利也。（356）

【语译】 感受外邪而加重脾胃阳郁水气证，手足厥冷，心下悸或心悸，其治当通阳利水，可选用茯苓甘草汤；假如先治病人手足厥冷，没有从水气辨治，水气浸淫肆虐于肠胃，可引起下利。

【注释】

伤寒：脾胃阳郁水气证因感受外邪而加重。

厥而心下悸：厥，手足厥冷；心下悸，心中悸，或胃脘悸动不安。

宜先治水：宜，应当；水，阳郁水气。

茯苓甘草汤：既可辨治以胃为主之胃脘悸动，又可辨治以心为主之心中悸动。

却治其厥：却，反而；厥，症状表现而非病变证机。

不尔：不，没有；尔，水气。

水渍于胃：渍，浸淫，肆虐。

必作利也：必，可有；作，引起，发生。

【原文】 伤寒六七日，大下后，寸脉沉而迟，手足厥逆，下部脉不至，喉咽不利，唾脓血，泄利不止者，为难治，麻黄升麻汤主之。（357）

【语译】 感受外邪而加重厥阴病与太阴病相兼，病已六七日，病证表现类似可下证而用下法治疗，寸部脉沉而迟，手足厥冷，尺部脉伏而不见，咽喉不利，唾脓血，泄利不止，病情较重，治疗较难，其治可选用麻黄升麻汤。

【注释】

伤寒六七日：伤寒，感受外邪而加重相兼病证。

大下后：相兼病证类似可下证，用下法可加重病证表现。

寸脉沉而迟：寸脉，寸部脉。

下部脉不至：下部，尺部脉，或趺阳脉，或太溪脉。

喉咽不利：包括咽喉疼痛。

唾脓血：咳吐脓血。

泄利不止：大便溏泄不止。

为难治：病情危重，比较难治。

【方药】 麻黄升麻汤

麻黄去节，二两半（7.5g）　升麻一两一分（3.7g）　当归一两一分（3.7g）　知母十八铢（2.2g）　黄芩十八铢（2.2g）　葳蕤十八铢（2.2g）　芍药六铢（0.8g）　天门冬去心，六铢（0.8g）　桂枝去皮，六铢（0.8g）　茯苓六铢（0.8g）　甘草炙，六铢（0.8g）　石膏碎，绵裹，六铢（0.8g）　白术六铢（0.8g）　干姜六铢（0.8g）

上十四味，以水一斗，先煮麻黄一两沸，去上沫，内诸药，煮取三升，去滓。分温三服。相去如炊三斗米顷，令尽，汗出愈。

【药解】 方中重用麻黄发越郁阳。升麻升发阳气。石膏清热，并制约温热药发越太过。当归益肝血，活血脉。芍药养肝阴，补肝体。知母清肝热，养阴津。黄芩清解郁热。葳蕤滋肝阴。天门冬养肝阴。白术健脾益气，化生阴血。干姜温脾散寒。茯苓渗湿健脾益气。桂枝温补阳气。甘草益气和中。

【药理】 具有调节呼吸中枢，调节腺体分泌，改善微循环，调节心律，降压，调节中枢神经和周围神经，调节内分泌，增强机体免疫功能，对平滑肌功能双向调节，促进胃肠蠕动，保肝利胆，抗惊厥，解热，消炎，抗肿瘤等作用。

【原文】 伤寒四五日，腹中痛，若转气下趣少腹者，此欲自利也。（358）

【语译】 寒邪肆虐而为肝寒证，腹中疼痛，假如腹中转动浊气疾速直趋于下者，这是将要下利的征兆。

【注释】

伤寒四五日：阴寒从内生已四五日，或外寒侵袭致病已四五日。

腹中痛：腹，或少腹，或小腹，或脐腹。病变证机是寒气凝滞，气机阻塞不通。

若转气下趣少腹者：转，转动；下，向下；趣，疾，快，引申疾速。病变证机是肝气不得疏泄条达，清气不升而转气下行。

此欲自利：欲，将要；自，病起于内。

【原文】 伤寒，本自寒下，医复吐下之，寒格，更逆吐

下；若食入口即吐，干姜黄连黄芩人参汤主之。（359）

【语译】 感受外邪而加重胃热脾寒证，根据病变证机原有胃热脾寒，病证表现类似可吐证或可下证，医生多次用吐下方药，导致寒与热相格拒，这是多次违背病变证机而用吐下方法所引起的；假如饮食入胃即呕吐者，其治可选用干姜黄连黄芩人参汤。

【注释】

伤寒：感受外邪而加重胃热脾寒证。

本自寒下：本，根据；自，病变证机起源于内；寒下，包括热在上。

医复吐下之：复，多次。亦即胃热脾寒证类似可吐证或可下证。

寒格：寒与热相格拒。

更逆吐下：更，多次；逆，违背；吐，吐法；下，下法。

若食入口即吐：口，胃。

【方药】 干姜黄连黄芩人参汤

干姜　黄连　黄芩　人参各三两（9g）

上四味，以水六升，煮取二升，去滓。分温再服。

【药解】 方中黄连、黄芩，清热降逆，燥湿和中。干姜温暖脾胃散寒。人参补益脾胃。

【药理】 具有调节胃肠道蠕动，保护胃肠黏膜，强心，改善心脑血管功能，改善微循环，调节呼吸中枢，调节腺体分泌，解除平滑肌痉挛，抗胃溃疡，抗氧化，抗心肌缺血，增强机体免疫功能，改善心肺肝肾功能，对中枢神经双向调节，降血压，降血脂，降血糖，镇静、镇痛，消炎，抗病毒，抗过敏，抗真菌，抗风湿，促进骨质代谢等作用。

【原文】 下利，有微热而渴，脉弱者，今自愈。（360）

【语译】 厥阴肝寒证的表现，下利，并有轻微发热，口渴，脉弱，根据病证表现可知病在向愈。

【注释】

下利：肝寒证之下利。

有微热而渴：有，表现；微热，原有怕冷症状而出现轻微身热，提示阳气恢复；渴，原有口淡症状而出现口渴，提示阳气化阴，阴津生成尚有不足。

脉弱者：阳气渐渐恢复而未暴露于外。

今自愈：今，根据；自，正气自我恢复；愈，向愈，缓解。

【原文】 下利，脉数，有微热，汗出，今自愈；设复紧，为未解。（361）

【语译】 厥阴寒证的表现，下利，脉数，身有微热，汗出，病为向愈；假如脉数又变为原之紧脉，阳气恢复不及，寒邪未去。

【注释】

下利：肝寒证之下利。

脉数：阳气恢复，正气抗邪。

有微热：身体由原来怕冷转变为身有轻微发热，阳气恢复。

设复紧：设，假如；复，又出现；紧，脉紧，寒气盛，经脉拘急挛紧。

为未解：为，是；未，没有；解，向愈。

【原文】 下利，手足厥冷，无脉者，灸之，不温，若脉不还，反微喘者，死；少阴负趺阳者，为顺也。（362）

【语译】 阴盛阳竭证的表现，下利，手足厥冷，脉微似无，其治可选用灸法，灸后手足仍厥冷，脉仍微弱，更有微微气喘，病情危重，预后不良；少阴脉若能秉承阳明之脉气，病情虽重，但预后良好。

【注释】

无脉者：无，似有似无；脉，寸关尺三部脉。

灸之：包括针灸、药灸。

不温：不仅手足不温，身体亦厥冷。

若脉不还：还，归还，引申显现，出现。

反微喘者：反，更有；微，阳气欲竭；喘，阳气脱竭于上。

少阴负趺阳者：少阴，少阴心肾；负，承受，禀赋；趺阳，脾胃。亦即少阴心肾之气仍能得到脾胃之气充养，病情虽重，但预后良好。

【原文】 下利，寸脉反浮数，尺中自涩者，必清脓血。（363）

【语译】 肝热下利证的表现，下利，寸口脉反而浮数，尺部脉本来就涩，可有大便中夹脓血。

【注释】

寸脉反浮数：反，在通常情况下，肝热下利证寸部脉不会出现浮数，若有浮数脉则为反常现象；浮，邪热盛于外；数，邪热涌动气血。

尺中自涩也：尺，尺部脉；自，本来就有，病变证机源于内；涩，热伤血脉。

必清脓血：必，此处指可能；清，大便；脓血，大便中夹血。

【原文】 下利清谷，不可攻表，汗出必胀满。（364）

【语译】 内外夹杂性病变的表现，以下利清谷为主，其治不能先用汗法，假如先用汗法可能引起脘腹胀满。

下利清谷：泻下无度且伴有未消化的食物。

不可攻表：攻，治。

汗出必胀满：汗出，发汗；必，此处指可有。

【原文】 下利，脉沉弦者，下重也；脉大者，为未止；脉微弱数者，为欲自止，虽发热不死。（365）

【语译】 肝热下利证的表现，下利，脉沉弦者，病以里急后重为主；脉大者，病变证机与病证表现仍在；脉微弱数者，肝热下利将要向愈，虽有发热，但预后良好。

【注释】

脉沉弦者：沉，病变证机在里；弦，病变证机为肝热郁滞。

脉大者：大，提示邪热盛实，其病为加重。

为未止：未止，病证仍在，或加重。

脉微弱数者：微弱，减弱，减轻，亦即脉沉弦减轻；数，提示阳气恢复，气血和调，正气积极抗邪。

为欲自止：欲，将要；自，正气恢复；止，下利停止。

虽发热不死：病变不是阳气欲绝外越，而是正气积力恢复抗邪。

【原文】 下利，脉沉而迟，其人面少赤，身有微热，下

利清谷者，必郁冒汗出而解，病人必微厥，所以然者，其面戴阳，下虚故也。（366）

【语译】 少阴阳虚阳郁证的表现，脉沉而迟，病人面色略夹红赤，身体轻微发热，下利伴有未消化的食物，病至于此，头昏目眩如物所蒙，病证表现可随汗出而愈，但病人仍有轻微手足厥冷或神志昏厥。之所以有这种情况，是因为病人面色轻微红赤，下焦虚阳浮越于上的缘故。

【注释】

其人面少赤：少，轻微；赤，红。病变证机是虚阳浮越较轻。

身有微热：热，自觉发热。

必郁冒汗出而解：必，此处指可能；郁冒，头昏目眩如物所蒙；汗出，郁冒本无汗，今汗出者，是阳气恢复而欲通畅。

病人必微厥：微厥，手足厥冷较轻或神志昏厥较轻，病变证机是阳气积力恢复抗邪而不及于清阳。

其面戴阳：戴，上，面；阳，热。

下虚故也：下虚，肾虚。

【原文】 下利，脉数而渴者，今自愈；设不差，必清脓血，以有热故也。（367）

【语译】 肝寒下利证的表现，脉数，口渴，这是肝寒向愈的征兆；假如脉数、口渴未能缓解且加重，可有大便中夹脓血，这是因为阳复太过而为邪热的缘故。

【注释】

下利：肝寒下利的表现是脉迟和口淡。

脉数而渴者：脉数，由脉迟变数，阳气恢复抗邪；渴，阳从阴生，阴津化生尚有不足。

今自愈：今，目前；自愈，疾病向愈源于机体内在阴阳调整与恢复。

设不差：设，假如；差，病愈。

必清脓血：必，此处指可有；清，便，即大便、小便。

【原文】 下利后，脉绝，手足厥冷，晬时脉还；手足温者生，脉不还者，死。（368）

【语译】 阳气暴脱证的表现，下利后仍利，脉仍微而不见，手足仍厥冷，时而脉微应指；手足温和，预后良好，脉仍没有恢复迹象，预后不良。

【注释】

下利后：后，止，亦即下利自止。

脉绝：绝，无，微弱不见。

晬时脉还：晬，一天；时，偶尔；还，脉微应指。

脉不还者：还，出现，又有。

第六章　辨厥阴病脉证并治

【原文】 伤寒，下利，日十余行，脉反实者，死。（369）

【语译】 感受外邪而加剧病情，真脏脉脱，下利，每日下利十余次，脉不虚反而实者，病情危重，预后不良。

【注释】

伤寒：病为真脏脉欲脱，感受外邪而加剧。

下利：病变证机是阳气不固，清气下陷。

日十余行：行，次数。

脉反实者：下利比较重，正气因下利而虚，脉因之而虚，脉没有出现虚反而为实，脉证不符，病情危重。

【原文】 下利清谷，里寒外热，汗出而厥者，通脉四逆汤主之。（370）

【语译】 下利夹杂未消化的食物，病变证机在里是阳虚阴寒，在外是阳气浮越假热，汗出，手足厥冷，其治可选用通脉四逆汤。

【注释】

下利清谷：清谷，大便中夹杂有未消化的食物。

里寒外热：里寒，病变证机与病证表现是阳虚寒证；外热，即症状表现是假热。

汗出而厥者：厥，手足厥冷，神志昏厥。

【原文】 热利，下重者，白头翁汤主之。（371）

【语译】 肝热下利证的病证表现，下利，里急后重，或肛门重着下坠，其治可选用白头翁汤。

【注释】

热利：病变是邪热下迫下注；病以肛门灼热、身热为主。

下重：下，肛门；重，重着，黏滞，排便不畅。

【方药】 白头翁汤

白头翁二两（6g）　黄柏三两（9g）　黄连三两（9g）　秦皮三两（9g）

上四味，以水七升，煮取二升，去滓。温服一升，不愈，更服一升。

【药解】 方中白头翁清热解毒，凉血止利。黄连、黄柏清热燥湿，解毒止利，厚肠胃泄浊气。秦皮收涩固涩，清热解毒止利。

【药理】 具有解热，消炎，抗霉菌，抗滴虫，抗病毒，增强机体免疫功能，调节周围神经，调节胃肠道蠕动，保护胃肠黏膜，抗溃疡等作用。

【原文】 下利，腹胀满，身体疼痛者，先温其里，乃攻其表。温里，宜四逆汤；攻表，宜桂枝汤。（372）

【语译】 厥阴病证与太阳病证相兼的表现，下利，腹胀满，身体疼痛，以里证为主，其治可先温其里，然后再治表证。温里可选用四逆汤，解表可选用桂枝汤。

【注释】

先温其里：先，以里证为主；温，确立治法是温补；里，厥阴。

乃攻其表：乃，然后；攻，治。

【原文】 下利，欲饮水者，以有热故也，白头翁汤主之。（373）

【语译】 肝热下利的表现，下利，口渴欲饮水，病变证机是邪热蕴结，消灼阴津，其治可选用白头翁汤。

【注释】

下利：肝热下利证的表现。

以有热故也：热，病变是邪热内扰下迫。

【原文】 下利，谵语者，有燥屎也，宜小承气汤。（374）

【语译】 厥阴病与阳明病相兼，以阳明热结旁流，谵语为主，病变证机是邪热与糟粕相结，其治可选用小承气汤。

【注释】

下利：利下清水，臭秽且无粪便。

有燥屎也：燥屎，乃邪热与糟粕阻结。

【原文】 下利后，更烦，按之心下濡者，为虚烦也，宜栀子豉汤。（375）

【语译】 厥阴肝热证与阳明热郁证相兼，下利后，又有胸胁脘腹烦闷，按压胃脘部柔软，病变证机是无形邪热，其治可选用栀子豉汤。

【注释】

下利后：原有下利，经治疗后，下利病证解除。

更烦：更，又有；烦，胸胁烦热，脘腹烦闷。

按之心下濡者：心下，脘腹；濡，柔软。

为虚烦：虚，无形之热；烦，热。

【原文】 呕家有痈脓者，不可治呕，脓尽自愈。（376）

【语译】 呕吐夹杂痈脓，不能仅局限于治呕吐，应当治痈脓，则病可向愈。

【注释】

呕家有痈脓：呕家，久治不愈之呕吐；有，出现，表现；痈脓，呕吐物中夹有痈脓。

不可治呕：不能仅局限于治呕，应既治痈脓又治呕吐。

脓尽自愈：尽，溃散，消散；脓尽，痈脓消散。

【原文】 呕而脉弱，小便复利，身有微热，见厥者，难

治，四逆汤主之。（377）

【语译】 少阴阳虚阴寒证类似厥阴病的表现，呕吐，脉弱，小便通利，身体轻微发热，手足厥逆或神志昏厥者，病较难治，可选用四逆汤。

【注释】

呕而脉弱：呕，病变证机在少阴，病证表现在阳明胃。

小便复利：复，恢复。即小便原之不利变为通利。

身有微热：热，症状表现。病变证机是寒，热是假热。

见厥者：见，出现。

【原文】 干呕，吐涎沫，头痛者，吴茱萸汤主之。（378）

【语译】 欲吐但未吐，呕吐浊唾涎沫，头痛者，其治可选用吴茱萸汤。

【注释】

干呕：病变证机是肝寒犯胃。

吐涎沫：病变证机是寒水不化而上逆。

吴茱萸汤：既可辨治以呕吐为主，又可辨治以吐涎沫为主，更可辨治以头痛为主。

【原文】 呕而发热者，小柴胡汤主之。（379）

【语译】 厥阴病证与少阳病证相兼，以呕吐、发热为主，其治可先用小柴胡汤。

【注释】

呕而发热：病变证机既可见于少阳，又可见于厥阴。

小柴胡汤：既可辨治以少阳为主，又可辨治以厥阴为主。

【原文】 伤寒，大吐，大下，之极虚，复极汗者，其人外气怫郁，复与之水，以发其汗，因得哕，所以然者，胃中寒冷故也。（380）

【语译】 感受外邪而加重胃中寒冷证，病证表现类似可吐证而治用大吐，类似可下证而治用大下，导致病人极度虚弱，病证表现又有类似太阳病而治用大汗法，病人阳气浮越而郁于外且又类似热证，又用水法治疗，使病人汗出，更伤胃阳而有哕逆，之所以有这种病情，是因为病人胃中虚冷的缘故。

【注释】

伤寒：胃中寒冷证因感受外邪而诱发或加重。

大吐：病证有类似可吐证，应与之相鉴别。

大下：病证有类似可下证，应与之相鉴别。

之极虚：之，病人；极虚，大虚。

复极汗者：复，又；极汗，大汗。

其人外气怫郁：外气，阳气浮越；怫郁，郁结。

复与之水：复，又；与，用；之，病人；水，用水法治疗。

因得哕：因，因此。

【原文】 伤寒，哕而腹满，视其前后，知何部不利，利之则愈。（381）

【语译】 感受外邪而加重病情，哕逆，腹满，根据病证表现务必辨清病变在大肠还是在膀胱，然后辨清病变部位而采取相应治疗方药。

【注释】

伤寒：原有病证因感受外邪而加重。

哕而腹满：哕者，病变证机在下焦，或大肠或膀胱。

视其前后：视，根据；其，病证表现；前，前阴、膀胱；后，大肠，肛门。

知何部不利：知，辨清；何部，病变部位；利，通；不利，不通。

利之则愈：利，疏通，通下。

【原文】 问曰：病有霍乱者何？答曰：呕吐而利，此名霍乱。（382）

【语译】 学生问：疾病是霍乱的病证表现有哪些？老师说：只有呕吐伴有下利，才能叫作霍乱。

【注释】

病有霍乱者何：霍乱，疾病之名；何，病证表现有哪些。

呕吐而利：呕吐伴有下利。仅有呕吐、腹痛，没有下利，不是霍乱；或仅有下利、腹痛，没有呕吐，也不是霍乱。

【原文】 问曰：病发热，头痛，身疼，恶寒，吐利者，此属何病？答曰：此名霍乱，霍乱自吐下，又利止，复更发热也。（383）

【语译】 学生问：病有发热，头痛，身疼，恶寒，呕吐，下利，这属于什么病？老师说：这叫作霍乱，霍乱病的表现特点是上吐下利，若呕吐下利止，可能又有发热。

【注释】

病发热：病，病证表现；发热，太阳营卫与邪相争，或霍乱正邪相争于内而反映于外。

头痛：太阳经气不通，或霍乱浊气上攻于头。

身疼：太阳经气郁滞不畅，或霍乱浊气逆乱而肆虐于外。

恶寒：太阳病营卫与邪相争而不能护于外，或霍乱浊气逆乱而浸淫肆虐营卫。

霍乱自吐下：自，内在；吐下，上吐下利。

又利止：又，若；利止，包括呕吐、腹痛止。

复更发热也：阳气恢复之发热，或因用药太过发热，或调养不慎而又被外邪侵入，演变为太阳病之发热。

【原文】 伤寒，其脉微涩者，本是霍乱，今是伤寒，却四五日，至阴经上，转入阴必利，本呕下利者，不可治也。欲似大便，而反失气，仍不利者，此属阳明也，便必硬，十三日愈。所以然者，经尽故也。下利后，当便硬，硬则能食者愈。今反不能食，到后经中，颇能食，复过一经能食，过之一日当愈。不愈者，不属阳明也。（384）

【语译】 感受外邪而为病，脉微涩，这本来是霍乱病的主脉，但现在是外邪侵袭之主脉，病至四五日左右，病变部位在太阴或少阴或厥阴，邪气传入三阴可有下利，若病本来是霍乱（呕吐下利），其病情危重，难以救治。若病人常常有排大便之感觉，可仅是矢气排出，没有大便排出，这不属于三阴病而是阳明病，大便必是干结，十三日左右病可向愈。之所以有这种情况，是因为阳明正气恢复，邪气消退的缘故。如果下利后，大便恢复正常，大便正常则能饮食。但现在反而不能饮食，其恢复尚需一周，尚能稍稍饮食，过一周饮食即能恢复正常，再过一天疾病即可痊愈。如果疾病没有痊愈，则此病不属于阳明病，当另行重新辨治。

【注释】

伤寒：感受外邪而为病，即广义伤寒。

其脉微涩者：其，病人；微，脉微；涩，脉涩。

本是霍乱：本，本来，本自。即脉微涩本来是霍乱病的常见脉。

今是伤寒：今，现在，目前；伤寒，太阴或少阴或厥阴感受外邪而为病，即狭义伤寒。

却四五日：却，到，达；四五日，约略之辞。

至阴经上：至，在；阴经，三阴经；上，部位。

转入阴必利：转，传；入，侵入；阴，三阴，或太阴，或少阴，或厥阴；必，必定；利，下利。

本呕下利者：本，原来就有；呕，呕吐。

欲似大便：欲，欲有，常常有；似，好像，引申感觉。

而反失气：而，反而，可是；反，仅仅；失气，即矢气。

仍不利者：不，没有；利，排出大便。

便必硬：便，大便；必，必定；硬，干结。

十三日愈：十三日，约略之辞，提示疾病在其恢复过程中；愈，向愈。

经尽故也：经，正气恢复；尽，邪气消退；故，原因。

当便硬：当，应当；便，大便；硬，大便由溏泄转变为成形。

硬则能食者愈：硬，大便恢复正常；能食，饮食恢复正常。

今反不能食：今，现在，目前；反，反而；不能食，提示阳明胃气尚未恢复正常。

到后经中：到，在；后经，一周；中，之内。

颇能食：颇，稍稍。

复过一经能食：复过，又过；一经，一周左右。

过之一日当愈：过之，再过；一日，一天，即疾病恢复是渐渐恢复而不是突然恢复。

不愈者：疾病没有向愈的征兆。

不属阳明也：阳明病有阳明病的转归特点，三阴病有三阴病的转归特点，疾病转变各有其特殊性，审明病变不是阳明病。

【原文】 恶寒，脉微而复利，利止，亡血也，四逆加人参汤主之。（385）

【语译】 病人怕冷，脉微，又有下利，病变证机是阳虚伤及阴血，其治可选用四逆加人参汤。

【注释】

脉微而复利：脉微，阳虚；复利，又有下利。

利止：阴津损伤，无物可下而利自止。

亡血也：病变证机是既有阳虚又有阴血亏虚，以阳虚为主。

四逆加人参汤：既可辨治阳虚夹血虚以阳虚为主，又可辨治阳虚夹血虚以气虚为主。

【方药】 四逆加人参汤

甘草炙，二两（6g） 干姜一两半（4.5g） 附子生用，去皮，破八片，一枚（5g） 人参一两（3g）

上四味，以水三升，煮取一升二合，去滓。分温再服。

【药解】 方中附子温壮阳气。干姜温中化阳。人参补气而生津化阴。甘草补中益气，温阳、化阳、补阳。

【药理】 具有强心，增加心肌收缩力，扩张冠状动脉血管，保护心肌，消除自由基，增强机体免疫功能，抗休克，调节心律，改善微循环，调节中枢神经和周围神经，镇痛，调节体温中枢，调节垂体-肾上腺皮质功能，调节支气管平滑肌功能，抗氧化，抗肿瘤，消炎，抗心脑缺氧，抗心肌缺血，抗风湿，调节钠钾钙代谢，调节骨骼肌，促进骨质代谢等作用。

【原文】 霍乱，头痛，发热，身疼痛，热多欲饮水者，五苓散主之；寒多不用水者，理中丸主之。（386）

【语译】 霍乱病有上吐下泻，头痛，发热，身疼痛等表现，病变证机以热为主，口渴欲饮水，其治可选用五苓散；病变证机以寒为主，口渴不欲饮水或口干不欲饮水，其治可选用理中丸。

【注释】

霍乱：病以腹痛、上吐、下利为主。

头痛：病变证机是经脉不利，浊气逆乱上攻冲于头。

发热：病变证机是正邪相争，浊气逆乱外攻。

身疼痛：病变证机是经脉郁滞，浊气逆乱郁滞。

热多欲饮水者：热，病变证机以热为主。

五苓散：既可辨治上吐下利，又可辨治仅有上吐，还可辨治仅有下利，更可辨治诸多内科杂病，但必须审明病变证机是水气内停。

寒多不用水者：寒，病变证机以寒为主。

理中丸：既可辨治上焦虚寒，又可辨治中焦虚寒，还可辨治下焦虚寒，切不能局限于中焦。

【方药】 理中丸（人参汤）

人参　干姜　甘草炙　白术各三两（9g）

上四味，捣筛，蜜和为丸，如鸡子黄许大。以沸汤数合和一丸，研碎，温服之。日三四，夜二服。腹中未热，益至三四丸，然不及汤。汤法：以四两依物数切，用水八升，煮取三升，去滓。温服一升，日三服。若脐上筑者，肾气动也，去术加桂四两；吐多者，去术加生姜三两；下多者，还用术；悸者加茯苓二两；渴欲得水者，加术足前成四两半；腹中痛者，加人参足前成四两半；寒者，加干姜足前成四两半；腹满者，去术，加附子一枚。服汤后，如食顷，饮热粥一升许，微自温，勿发揭衣被。

【药解】 方中人参益气健脾。干姜助阳散寒，温中散寒。白术补中益气，燥湿健脾，暖脾醒阳。甘草补中益气。

【药理】 具有保护胃黏膜，调节胃肠道蠕动，抗胃肠溃疡，抗氧化，抗心脑缺氧，增强机体免疫功能，改善肾功能，降低血中胆碱酯酶的活性，改善内脏副交感神经，对中枢神经双向调节，降低胃张力，降血糖，调节呼吸中枢，强心，调节血小板聚集，促进排卵，促进精子生成及运动等作用。

【原文】 吐利止而身痛不休者，当消息和解其外，宜桂枝汤小和之。（387）

【语译】 霍乱病上吐下利已止，身体疼痛无休止，其治应酌情调和营卫，解除病人身体疼痛，可选用桂枝汤。

【注释】

吐利止而身痛不休者：吐利止，上吐下利已消除；身痛不休者，霍乱吐下而伤营卫，外邪乘机侵袭而又演变为太阳病，或因霍乱吐下而伤阳伤阴，筋脉既不得阳气温煦，又不得阴津滋养，以此演变为身体疼痛。

当消息和解其外：当，应当；消息，酌情；和解，调和，和调；其，病人；外，身体疼痛。

宜桂枝汤小和之：小，用药减量，切勿伤正；和，和调，和解，切勿攻伐。运用桂枝汤既可辨治外邪之身体疼痛，又可辨治非有外邪而是营卫不和之身疼痛。

【原文】 吐利，汗出，发热，恶寒，四肢拘急，手足厥冷者，四逆汤主之。（388）

【语译】 霍乱有上吐下利，汗出，发热，怕冷，四肢筋脉抽搐，手足厥冷者，其治可选用四逆汤。

【注释】

吐利：上吐下利。

汗出：病变证机为阳虚不能固摄阴津而外泄。

发热：病变证机为虚阳浮越于外。

恶寒：病变证机为阳虚不能护于外。

四肢拘急：拘急，抽搐。

【原文】 既吐且利，小便复利，而大汗出，下利清谷，内寒外热，脉微欲绝者，四逆汤主之。（389）

【语译】 病人呕吐伴有下利，小便由不利转为通利，更有大汗出，泻下夹有未消化的食物，病变证机是内寒外热，脉微欲绝，其治可选用四逆汤。

【注释】

既吐且利：且，又，伴有。

小便复利：病变证机是阳虚不固，阴津从下而泄。

而大汗出：而，并有。

下利清谷：清谷，未消化的食物。

内寒外热：内寒，病变证机是阳虚生寒；外热，病变证机是虚阳外越。

四逆汤：既可辨治恶寒症状，又可辨治发热症状，但必须审明症状表现的病变证机。

【原文】 吐已，下断，汗出而厥，四肢拘急不解，脉微欲绝者，通脉四逆加猪胆汁汤主之。（390）

【语译】 呕吐已止，下利已停，仍有汗出，手足厥冷，或神志昏厥，四肢抽搐挛急未能解除，脉微欲绝，其治可选用通脉四逆加猪胆汁汤。

【注释】

吐已：已，止。即呕吐太甚，胃中阴津欲竭，无物可吐。

第七章 辨霍乱病脉证并治

下断：断，绝。即下利太甚，肠胃阴津亡失，无物可下。

汗出而厥：厥，手足厥冷，或神志昏厥。

四肢拘急不解：拘急，挛急，抽搐。

通脉四逆加猪胆汁汤：既可辨治阳虚阴寒夹阴伤证，又可辨治阳虚阴寒格阳证。

【方药】 通脉四逆加猪胆汁汤

甘草炙，二两（6g） 干姜三两（9g）［强人可四两（12g）］

附子生用，去皮，破八片，大者一枚（8g） 猪胆汁半合（3mL）

上四味，以水三升，煮取一升二合，去滓。内猪胆汁。分温再服。其脉即来，无猪胆，以羊胆代之。

【药解】 方中以通脉四逆汤温壮阳气，回阳救逆，加猪胆汁引阳药入阴，兼滋阴润燥。

【药理】 具有强心，增加心肌收缩力，扩张冠状动脉，保护心肌，消除自由基，增强机体免疫功能，抗休克，调节心律，改善微循环，调节中枢神经和周围神经，镇痛，调节体温中枢和呼吸中枢，调节垂体-肾上腺皮质功能，调节支气管平滑肌功能，调节支气管腺体分泌，消炎，抗心脑缺氧，抗心肌缺血，抗风湿，调节水电解质代谢，调节钠钾钙代谢，调节骨骼肌，促进骨质代谢等作用。

【原文】 吐利，发汗，脉平，小烦者，以新虚不胜谷气

故也。（391）

【语译】 病是内外夹杂性病变，以里证为主，治里则上吐下利得除，再使用发汗方法解表，病人脉象趋于正常，但仍有轻微心烦，这是因为霍乱刚愈而胃气尚未完全恢复且不能消化水谷所致。

【注释】

吐利：上吐下利。

发汗：使用发汗方法，亦即病是内外夹杂性病变，在里是霍乱，在表是太阳病。

脉平：平，正常，和调。

小烦者：小，轻微；烦，心烦，或胃脘烦闷。

以新虚不胜谷气故也：以，因为；新虚，疾病刚愈；不胜，不能消化；谷气，食物。

第八章
辨阴阳易差后劳复病脉证并治

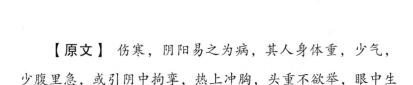

　　【原文】　伤寒，阴阳易之为病，其人身体重，少气，少腹里急，或引阴中拘挛，热上冲胸，头重不欲举，眼中生花，膝胫拘急者，烧裈散主之。（392）

　　【语译】　感受疫邪而为阴阳易的病证表现，病人身体沉重，少气不足以息，少腹拘急，可能牵引阴中拘紧挛急，浊热上冲心胸，头沉重不欲抬举，眼前冒火花，膝胫拘急抽搐，其治可选用烧裈散。

　　【注释】

　　伤寒：感受疫邪而为病。

　　阴阳易之为病：阴，女子；阳，男子；易，因性生活而相互传染或感染的病；病，病证表现。

　　少腹里急：少腹，包括小腹；里，内；急，挛急，拘急。

　　或引阴中拘挛：或，可能；引，牵引；阴中，阴道中，或阴茎中；拘，拘紧；挛，挛急。

　　热上冲胸：心胸烦热。

头重不欲举：头重，头沉重；举，抬头。

眼中生花：眼中，眼前；生花，冒火花。

膝胫拘急者：膝胫，下肢；拘急，挛急，抽搐。

【方药】 烧裈散

妇人中裈近隐处，剪烧作灰

上一味，以水和服方寸匕，日三服。小便即利，阴头微肿，此为愈也。妇人病，取男子裈，烧，服。

【药解】 方中烧裈可导邪从下窍而出，引出肾中浊邪从下而泄，肾邪得泄，肾气得复，病为向愈。

【药理】 具有调节代谢，抗病毒，抗菌，消炎，抗过敏等作用。

【原文】 大病差后，劳复者，枳实栀子豉汤主之。（393）

【语译】 疾病较急或较重，经治疗后痊愈，又因身劳或房劳引起郁热内生而肆虐，其治可选用枳实栀子豉汤。

【注释】

大病差后：大病，疾病较急，或较重；差，痊愈。

劳复者：劳，用心过劳，或用力过劳，或房事过劳；复，又有。

枳实栀子豉汤：既可辨治以热为主，又可辨治以气滞为主，临床必须重视调整方药用量。

【方药】 枳实栀子豉汤

枳实炙，三枚（3g） 栀子擘，十四个（14g） 香豉绵裹，一升（24g）

上三味，以清浆水七升，空煮取四升，内枳实、栀子，煮取二升，下豉，更煮五六沸，去滓。温分三服，覆令微似汗。若有宿食，内大黄，如博棋子大五六枚，服之愈。

【药解】 方中枳实清泻郁热，行气导滞，宣畅中焦脾胃气机。栀子清泻胸膈之热，泻胃中之火。香豉轻清宣透郁热。清浆水煮药，取其性凉善走，调中开胃助消化。若有宿食，加大黄清泻胃热，兼以导滞。

【药理】 具有促进胃肠蠕动，保肝利胆，促进胆汁分泌，促进血液中胆红素迅速排泄，解热，消炎，抗病毒，抗支原体，抗过敏，抗血吸虫，镇静，镇痛，抗胆碱性抑制，抗自由基，降低心肌收缩力，降血压，降血糖，增强纤维蛋白溶解活性，防止动脉粥样硬化，防止血栓形成，促进血小板聚集，调节内分泌，调节中枢神经，增强机体免疫功能等作用。

【原文】 伤寒差以后，更发热，小柴胡汤主之；脉浮者，以汗解之；脉沉实者，以下解之。（394）

【语译】 感受外邪而为病，经治疗后痊愈，又有发热，根据病证表现是少阳夹杂证，其治可选用小柴胡汤；若脉浮者，根据病证表现是太阳病，可选用汗法解表；若脉沉实者，根据其病证表现是可下证，可选用下法治之。

【注释】

伤寒差以后：伤寒，广义伤寒，泛指感受外邪而引起的病；差以后，痊愈之后。

更发热：更，又有；发热，即小柴胡汤方证。

脉浮者：以脉浮代表在表有太阳病。又，太阳病的基本证型有12个。

以汗解之：以，用；汗，发汗；解之，解除太阳病证。

脉沉实者：以脉沉实代表在里有可下证。又，辨可下证有寒有热、有虚有实，不能一概而论。

以下解之：下，下法；解之，解除可下证。

【原文】 大病差后，从腰以下有水气者，牡蛎泽泻散主之。（395）

【语译】 疾病较急或较重，经治疗后痊愈，病人又有从腰以下有水肿，其治可选用牡蛎泽泻散。

【注释】

从腰以下有水气者：水气，水肿，或沉重，或困重。

牡蛎泽泻散：既可辨治腰以下有水气，又可辨治腰以上有水气，辨治腰以上有水气者，应酌情配伍发汗药。

【方药】 牡蛎泽泻散

牡蛎熬　泽泻　蜀漆暖水洗，去腥　葶苈子熬　商陆根熬　海藻洗去咸　栝楼根各等分

上七味，异捣，下筛为散，更于臼中治之，白饮和，服方寸匕，日三服。小便利，止后服。

【药解】 方中牡蛎软坚散结，祛湿清热。泽泻利水气，通小便，渗利湿热。海藻咸能润下，清热利水。葶苈子破坚逐邪，通利水道，宣泄上下。蜀漆清热泄湿。商陆根通利大小便而祛水湿。栝楼根生津育阴，制约商陆根、葶苈子等利水太过伤阴。

【药理】 具有抗疟原虫，抗阿米巴原虫，抗钩端螺旋体，抗病毒，抗肿瘤，调节体液平衡，调节酸碱代谢，解热，催吐，对平滑肌双向调节，利尿，扩张毛细血管，解除支气管平滑肌痉挛，抗内毒素，调节内分泌，改善微循环，降血压，降血糖，降血脂，降尿酸，改善肾功能，增强机体免疫功能等作用。

【原文】 大病差后，喜唾，久不了了，胸上有寒，当以丸药温之，宜理中丸。（396）

【语译】 疾病较急或较重，经治疗后痊愈，病人常有吐唾液症状，日久不愈，病变证机是胸中阳虚生寒，治用丸药温补，可选用理中丸。

【注释】

喜唾：喜，喜欢，引申为经常，常有；唾，唾液。

久不了了：久，日久；了了，身体舒服，疾病痊愈。

胸上有寒：胸上，胸中；有寒，阳虚生寒。

当以丸药温之：丸药，温补类丸药。

理中丸：辨治虚寒以虚为主的重要代表方，若以寒为主，应酌情增加干姜用量或再加其他温热药。

【原文】 伤寒，解后，虚羸少气，气逆欲吐，竹叶石膏汤主之。（397）

【语译】 感受外邪而为病，经治疗后痊愈，但病人身体虚弱消瘦，气短不足一息，气上逆欲呕吐，其治可选用竹叶石膏汤。

【注释】

伤寒：感受外邪而为病。

解后：病证解除之后。

虚羸少气：虚，虚弱；羸，消瘦。

气逆欲吐：气逆，胃中浊气上逆；欲吐，常有呕吐症状。

竹叶石膏汤：既可辨治以胃热为主，又可辨治以津伤为主，还可辨治以气逆为主，但要因病情而酌情调整方药用量比例。

【方药】 竹叶石膏汤

竹叶二把（20g） 石膏一斤（48g） 半夏洗，半升（12g）
麦门冬去心，一升（24g） 人参二两（6g） 甘草炙，二两（6g）
粳米半升（12g）

上七味，以水一斗，煮取六升，去滓。内粳米，煮米熟，汤成，去米。温服一升，日三服。

【药解】 方中竹叶清热除烦，生津止渴。石膏清热泻火，除烦生津。人参益气生津。麦门冬生津养阴。半夏宣畅气机，降逆和胃，并制约寒凉滋腻药，避免壅滞气机。粳米补中益气，顾护脾胃。甘草益气生津。

【药理】 具有调节胃肠道蠕动，调节心律，调节内分泌，调节中枢神经，解热，消炎，降血糖，抗病毒，抗支原体，抗过敏，镇静，镇痛，抗惊厥，增强机体免疫功能等作用。

【原文】 病人脉已解，而日暮微烦，以病新差，人强与谷，脾胃气尚弱，不能消谷，故令微烦，损谷则愈。（398）

【语译】 病人脉证已解除，但在傍晚有轻微心烦，或胃脘烦闷，这是因为疾病刚愈，又过度饮食所致，脾胃之气仍有虚弱，还不能正常饮食，所以才有心烦，或胃脘烦闷，应当酌情减少饮食，病可向愈。

【注释】

病人脉已解：脉，代表脉证，即诸多病证表现；已解，病证表现已被解除。

而日暮微烦：而，可；日暮，傍晚；微烦，轻微心烦，或胃脘烦闷。

以病新差：以，因为；新，刚刚；差，痊愈。

人强与谷：人，刚愈之人；强，过度；与谷，饮食。刚愈之人应当饮食，但饮食不能过度，太过则损伤脾胃之气及消化功能，导致饮食不化而生热，热上扰于心则心烦，热郁结于胃则胃脘烦闷。

脾胃气尚弱：尚，仍有；弱，虚弱。

故令微烦：故，所以；微，轻微；烦，不舒。

损谷则愈：损，减少；谷，饮食；则，应当；愈，疾病痊愈。

附1 方剂索引

附录 1

方剂索引

383

附 2　原文索引

附录 2 原文索引

附录
2

原文索引

附录
2

原文索引